新 執刀医のための サージカルテクニック 下肢

総編集
德橋泰明
日本大学医学部整形外科学系整形外科学分野主任教授

担当編集
齋藤 修
日本大学医学部整形外科学系整形外科学分野准教授

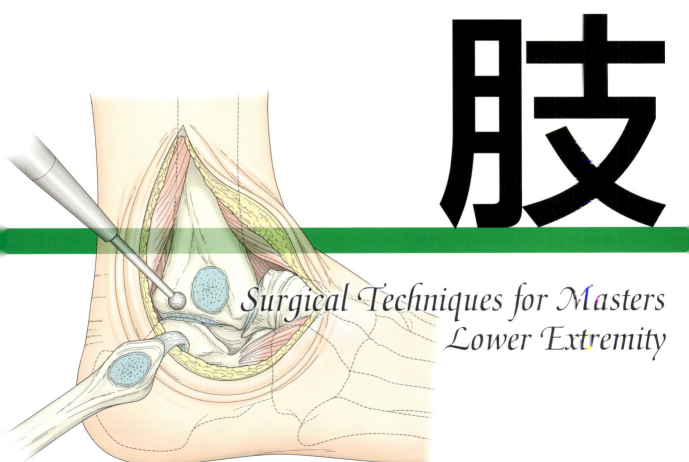

Surgical Techniques for Masters
Lower Extremity

MEDICAL VIEW

本書では，厳密な指示・副作用・投薬スケジュール等について記載されていますが，これらは変更される可能性があります。本書で言及されている薬品については，製品に添付されている製造者による情報を十分にご参照ください。

Surgical Techniques for Masters Updated−Lower Extremity
（ISBN978-4-7583-1861-7 C3347）

Chief editor : Yasuaki Tokuhashi
Editor : Shu Saito

2018. 10. 10　1st ed

©MEDICAL VIEW, 2018
Printed and Bound in Japan

Medical View Co., Ltd.
2-30　Ichigayahonmuracho, Shinjuku-ku, Tokyo, 162-0845, Japan
E-mail　ed@medicalview.co.jp

序文

　初版の『執刀医のためのサージカルテクニック　下肢』は2005年3月1日に出版されました。その後13年の経過とともに，医学は進化を遂げました。股関節においてはFAIという新しい疾患概念も生まれ，鏡視下手術もある程度の統一した見解が得られるようになりました。大腿骨骨切り術は激減し，もはやTHAが主流となっています。THAでは機種やデザインの改良の変遷だけではなく，側方アプローチや前方アプローチなど手術手技も大きく進歩し，長期成績も大幅に安定してきました。

　転子部骨折もCHSが主流であったものが，今や若い整形外科の先生はcephalomedullary nailの経験しかない時代です。ACL再建でもdouble bundleが主流になっています。TKAでは可動域不良から過去に消滅したACL，PCLを温存するBCRが再登場してきました。

　このような時代の変化に対応するために，本書の改訂版が望まれました。改訂版では下肢で頻度が高い疾患について，その分野において経験豊富でご高名な先生にご執筆していただきました。

　本書は初版と同様に，手術の初心者や若い整形外科医が執刀医となったその日より役立つようにという目的で企画された「独自の手術書」であります。文字数は必要最低限とし，図，イラストを豊富に挿入し，絵本のように見ただけで手術のイメージが湧きあがるのが第一の特徴です。手術の適応病態から始まり，術前シミュレーション，術前準備，手術本位，手術手技と，手術の一連の流れが一目でわかるようにフローチャートで示されています。手術手技においてはその流れを起承転結に分けて解説することにより，場面ごとのポイントが容易に理解できます。

　最大の特徴は，アドバイスやピットフォールが豊富に盛り込まれており，現場に即した生きた手術書であるという点です。経験豊富な先生方が若い整形外科医に伝授したいテクニック，術中トラブルの回避法，手術のポイント，解剖学的ポイントなどが詳細に表現されており，見ているだけで実際に手術を行っているような錯覚さえ感じてしまう素晴らしい手術書と自負しております。

　本書が若い整形外科医の手術の手助けとなり，成功に導かれるのであれば，結果として手術を受ける患者にとってこの上なく有益となります。そうなることが本書を執筆していただいた諸先生方と本書を企画した編者の未曾有の喜びであります。

2018年9月

日本大学医学部整形外科学系整形外科学分野准教授
齋藤　　彦

新 執刀医のためのサージカルテクニック
下肢

CONTENTS

執刀医の心得 ──齋藤 修　2

股関節後方脱臼骨折（後壁骨折）に対するORIF ──鈴木 卓　4
- 起　皮切～寛骨臼後面の露出　7
- 承　後壁骨片の翻転と関節内洗浄～Marginal impactionへの対応　10
- 転　後壁骨折の整復と固定～全体のバットレスプレート固定　12
- 結　骨切り部と小外旋筋群の修復～創閉鎖　14

FAIに対する股関節鏡視下手術 ──星野裕信，錦野匠一　16
- 起　ポータルの設置～関節包切開　20
- 承　鏡視とプロービングによる病変部の確認　24
- 転　Pincer病変のrim triming～Cam病変のosteoplasty　25
- 結　関節包縫合～創閉鎖　29

人工股関節全置換術（THA）：後方アプローチ セメントレス ──穂坂邦大　31
- 起　皮切～脱臼・大腿骨頸部骨切り　35
- 承　臼蓋の処置・臼蓋インプラントの設置～大腿骨の処置　37
- 転　トライアル・脱臼肢位の確認～ライナー・大腿骨インプラント設置　40
- 結　関節包・短外旋筋群の縫合～閉創　41

大腿骨頸部骨折に対する人工骨頭置換術・後方アプローチ ──清水 学　43
- 起　皮切～展開　46
- 承　頸部骨切り～寛骨臼の確認　48
- 転　ラスピング～トライアルによる試整復　50
- 結　ステム挿入～創閉鎖　53

大腿骨頸部骨折（不安定型）に対するTwin Hookを用いたORIF　　　衣笠清人　55

- *起* 皮切〜展開 59
- *承* 整復〜仮固定 60
- *転* ガイドピン刺入〜ピン＆バレル孔作製 61
- *結* 内固定〜X線透視チェック 63

大腿骨転子部骨折に対するshort femoral nail法　　　久留隆史　67

- *起* 皮切〜エントリーポイントの決定 71
- *承* ネイル挿入〜直接的整復操作 73
- *転* ラグスクリューの設置〜コンプレッション操作 ... 77
- *結* 横止めスクリュー〜創閉鎖 80

大腿骨転子部骨折に対するcephalomedullary long nail法　野田知之　81

- *起* 牽引による整復〜整復 85
- *承* ガイドピン挿入・ネイル挿入点の作製〜ガイドロッド挿入・リーミング ... 90
- *転* ネイル挿入〜ラグスクリューもしくはブレードの挿入 ... 93
- *結* 遠位横止め〜創閉鎖 97

大腿骨ステム周囲骨折に対するORIF　　　廣村健太郎，兼氏 歩　100

- *起* 皮切〜展開 103
- *承* 骨折の整復，仮固定 105
- *転* プレートの設置〜プレートの固定 107
- *結* 創閉鎖 111

膝蓋骨骨折に対するORIF ─────────── 橋本晋平 112

- 起 皮切〜展開 ・・・・・・・・・・・・・・・・・・・・・・・・・・・・・・・・・・・・ 115
- 承 整復 ・・・ 116
- 転 2 part骨折〜膝蓋骨下極骨折に対する手技 ・・・・・ 117
- 結 創閉鎖 ・・・・・・・・・・・・・・・・・・・・・・・・・・・・・・・・・・・・・・ 125

脛骨高原骨折に対するORIF ─────────── 小林　誠 127

- 起 皮切 ・・・・・・・・・・・・・・・・・・・・・・・・・・・・・・・・・・・・・・・ 130
- 承 関節包の切開 ・・・・・・・・・・・・・・・・・・・・・・・・・・・・・・ 131
- 転 陥没骨折の整復 ・・・・・・・・・・・・・・・・・・・・・・・・・・・・ 133
- 結 内固定〜創閉鎖 ・・・・・・・・・・・・・・・・・・・・・・・・・・・・ 134

ハムストリングを用いた解剖学的二重束前十字靱帯再建術 ─── 森本祐介 137

- 起 ポータル作製〜関節内の鏡視 ・・・・・・・・・・・・・・・・ 139
- 承 グラフト採取〜脛骨側のドリリング ・・・・・・・・・・ 140
- 転 グラフト挿入 ・・・・・・・・・・・・・・・・・・・・・・・・・・・・・・ 152
- 結 脛骨側固定〜ドレーン留置・閉創 ・・・・・・・・・・・・ 154

高位脛骨骨切り術（HTO）・Opening wedge HTO ── 熊谷　研，齋藤知行 157

- 起 皮切〜骨膜下剥離 ・・・・・・・・・・・・・・・・・・・・・・・・・・ 160
- 承 骨切りラインの決定〜骨切り ・・・・・・・・・・・・・・・・ 162
- 転 骨切り部の開大〜人工骨の挿入 ・・・・・・・・・・・・・・ 165
- 結 プレート固定〜創閉鎖 ・・・・・・・・・・・・・・・・・・・・・・ 168

人工膝関節全置換術（TKA） —————————— 龍　啓之　170

- 起｜下肢ランドマーク〜顆間部郭清 ······················· 173
- 承｜大腿骨遠位骨切り〜伸展・屈曲ギャップの評価 ······· 174
- 転｜大腿骨前方・後顆骨切り〜トライアル・アライメントチェック ······· 176
- 結｜コンポーネントの設置〜創閉鎖 ······················ 180

人工膝関節単顆置換術（UKA） —————————— 鈴木　正　182

- 起｜皮切〜関節の展開 ································· 186
- 承｜脛骨の骨切りガイド設置〜骨切りの評価 ············· 188
- 転｜大腿骨遠位骨切り〜大腿骨後顆骨切り ··············· 192
- 結｜試験整復〜創閉鎖 ································· 194

Pilon骨折に対するORIF —————————————— 長野博志　196

- 起｜緊急手術 ··· 199
- 承｜根治的手術の術前計画 ····························· 201
- 転｜根治的手術 ······································· 206
- 結｜創閉鎖 ··· 213

髄内釘を用いた距骨体部切除併用足関節固定術 ————— 岩田直也，松本　圭　215

- 起｜皮切〜腓骨の骨切り ······························· 218
- 承｜距骨の骨切りおよび距骨体部切除〜アキレス腱切離 ····· 220
- 転｜髄内釘固定〜腓骨の整復および固定 ················· 222
- 結｜骨移植〜創閉鎖 ··································· 225

人工足関節置換術（TAA） ───── 豊島洋一 226

- 起　皮切〜長母趾伸筋と前脛骨筋の展開 ……… 229
- 承　骨切り ……… 231
- 転　インプラントの設置 ……… 234
- 結　創閉鎖 ……… 236

距骨骨軟骨損傷に対する骨髄刺激法 ───── 三木慎也，安井洋一，宮本　亘 238

- 起　ポータルの作製 ……… 240
- 承　関節内の鏡視 ……… 241
- 転　病変の掻爬 ……… 242
- 結　軟骨下骨の穿孔〜創閉鎖 ……… 244

踵骨骨折に対する外側横皮切による整復固定術 ───── 小川真人 247

- 起　皮切〜展開 ……… 251
- 承　整復 ……… 253
- 転　内固定 ……… 255
- 結　ドレーン留置〜創閉鎖 ……… 256

アキレス腱断裂に対する強固な腱縫合術 ───── 成瀬康治，占部　憲 258

- 起　皮切 ……… 260
- 承　下腿筋膜下の展開 ……… 261
- 転　アキレス腱縫合 ……… 262
- 結　下腿筋膜の縫合と創閉鎖 ……… 265

索引 ──── 266

執筆者一覧

■ 総編集

徳橋　泰明　　日本大学医学部整形外科学系整形外科学分野主任教授

■ 担当編集

齋藤　修　　日本大学医学部整形外科学系整形外科学分野准教授

■ 執筆者（掲載順）

齋藤　修	日本大学医学部整形外科学系整形外科学分野准教授
鈴木　卓	帝京大学医学部附属病院外傷センター准教授
星野　裕信	浜松医科大学医学部医学科整形外科学講座准教授
錦野　匠一	浜松医科大学医学部医学科整形外科学講座
穂坂　邦大	日本大学医学部整形外科学系整形外科学分野臨床准教授
清水　学	東松山市立市民病院整形外科部長, 日本大学医学部整形外科学系整形外科学分野
衣笠　清人	近森病院整形外科統括部長
久留　隆史	板橋中央総合病院整形外科診療部長
野田　知之	岡山大学大学院医歯薬学総合研究科運動器外傷学講座教授
廣村　健太郎	金沢医科大学医学部整形外科学講師
兼氏　歩	金沢医科大学医学部整形外科学教授
橋本　晋平	橋本整形外科クリニック院長
小林　誠	帝京大学医学部整形外科学病院教授
森本　祐介	日本大学医学部整形外科学系整形外科学分野医長
熊谷　研	横浜市立大学大学院医学研究科運動器病態学（整形外科）講師
齋藤　知行	横浜市立脳卒中・神経脊椎センター病院長
龍　啓之助	日本大学医学部整形外科学系整形外科学分野
鈴木　元	本庄総合病院整形外科部長
長野　博志	香川県立中央病院整形外科主任部長
岩田　直也	木沢記念病院整形外科
松本　和	岐阜大学医学部整形外科准教授
豊島　洋一	昭和大学医学部整形外科学講座
三木　慎也	帝京大学医学部医学科整形外科学講座
安井　洋一	帝京大学医学部医学科整形外科学講座
宮本　亘	帝京大学医療技術学部スポーツ医療学科准教授
小川　真人	獨協医科大学埼玉医療センター整形外科講師
成瀬　康治	北里大学メディカルセンター整形外科講師
占部　憲	北里大学メディカルセンター整形外科教授

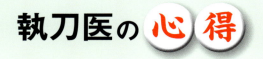

執刀医の心得

日本大学医学部整形外科学系整形外科学分野　齋藤　修

　手術は外科系医師に与えられた貴重な権利と義務である。
　手術を行うには，執刀医と患者の間に絶対的な信頼関係が成立していなければならない。この信頼関係により，患者は執刀医に手術を委ね，メスを入れることを許可し，依頼するのである。この関係はほかのどの世界にもない極めて崇高なものである。もしこの関係を裏切ったなら，それは凶悪な傷害犯罪と化してしまう。執刀医は患者の生命を預かるという自意識の下，あらゆる能力を駆使して手術に取り組むべきであり，失敗は許されないことを肝に銘じるべきである。そのための心得を箇条書きする。

1．患者を自分の家族と思え。

自分の親・子供だったらどのような方法を選択するかなどを常に念頭に置く。

2．手術手技書の熟読，解剖の把握，先輩医師の指導を仰ぐ。

3．それらを基に手術のイメージトレーニングを行う。

4．自分の身体調整を行う。

睡眠や食事，飲酒などの自己管理が重要である。

5．手術に際しては，患者氏名，本人であることの確認，左右の確認，手術部位の確認，感染症の有無，アレルギーの有無の確認を怠らない。

6. 術中のトラブルも想定しておく。

　整形外科手術では術中骨折や神経・血管損傷がほとんどである。万が一トラブルが生じた場合は，慌てることなく冷静に判断し，上級医や他科（主に形成外科，血管外科，救命救急科）に速やかに相談する。

7. 術後の結果については，心配して待機している家族に対して速やかに報告する。

8. 万が一トラブルが発生した場合は，手術が終了するまで家族に待たせることなく，逐一状況報告を行う。

　この状況報告を執刀医が行うのは困難な場合が多く，主治医に委ねる。

9. 術後の経過観察も執刀医が責任をもって行う。

　これらの心得を遵守してよい結果を残すことにより，患者や周りの医師から高い評価を得られれば，本書の編者のこの上ない喜びである。

股関節後方脱臼骨折（後壁骨折）に対するORIF

帝京大学医学部附属病院外傷センター　鈴木　卓

適応病態

①股関節後方脱臼に伴う寛骨臼後壁の大きな骨折を認める症例。
②ストレス撮影で股関節の不安定性を認める症例。
③骨頭の求心位が保てなくなった症例（小骨片の陥入など）。

術前シミュレーション

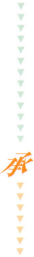

術前準備	●脱臼整復後にCTを撮像し，関節内遊離体の有無や後壁骨折の形状を確認する
手術体位	●後壁骨折単独であれば完全側臥位で行う
皮切	●Kocher-Langenbeckアプローチで進入する
浅層の展開	●大殿筋筋膜と腸脛靱帯を皮切に沿って切開する
骨切りと小外旋筋群の処理	●広い術野が必要な場合は大転子のtrochanter flip osteotomyを追加する ●小外旋筋群は大腿骨付着部から約2cm離したところで切離する
寛骨臼後面の露出	●小外旋筋群にかけた糸を持ち上げて，骨膜下に後柱部分を大坐骨切痕まで剥離する
後壁骨片の翻転と関節内洗浄	●付着している関節包は温存する ●骨折部から骨片を翻転して関節内を洗浄する
Marginal impactionへの対応	●軟骨面から1cm程度離した部分にノミをいれ，海綿骨ごと骨頭に密着するように持ち上げて戻す

後壁骨片の整復と固定	● 骨片が動かないようにscrewまたはhook plateで固定する
全体のバットレスプレート固定	● 後壁全体を骨頭に押さえつけるように，reconstruction plateを臼蓋後壁後縁近くに設置する
骨切り部と小外旋筋群の修復	● Step cutした大転子骨切り部はscrewで固定する ● 小外旋筋群を周囲軟部組織に縫合する
創閉鎖	● 損傷を受けた血流の悪い筋組織を切除する ● 十分に洗浄して，血種予防のドレーンを留置する

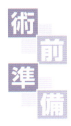

① 単純X線像で股関節後方脱臼を認めた場合は，緊急整復の適応である．鎮痛・鎮静，筋弛緩下に，Allis法に準じて徒手整復を行う．
② 整復後に股関節をゆっくり90°まで屈曲し，さらに内転・外転を加えて再脱臼が起こらないか(不安定性がないか)をストレス撮影で確認する(図1)．
③ 脱臼整復後にCT検査を行い，次の点をチェックする．
・後壁の大きさと位置
・関節内への骨片の陥入の有無
・寛骨臼後柱部分のmarginal impaction(辺縁陥没)の有無
・大腿骨頭損傷の有無
④ 寛骨臼の頂部まで及んでいる骨折型では，大転子の骨切り追加を検討する．関節内遊離骨片を認めた場合は，摘出すべき骨片の数と大きさを計測する．円靱帯付着部骨頭の微小裂離骨折が，陥凹した寛骨臼窩に安定して存在しているものは，摘出の必要はない．
⑤ 後壁骨片の固定法を検討する．通常，小骨片は1/3円プレートを用いたspring hook plate固定法，大きな骨片はlag screw固定法を選択する．それに加えて，後壁全体を支えるバットレスプレートは必須である．

図1 ストレス撮影

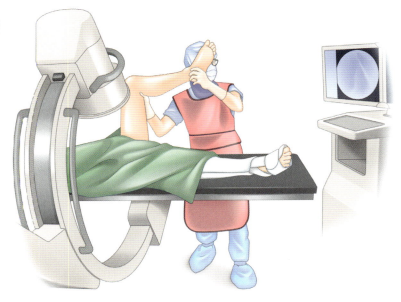

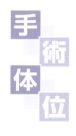

手術体位

　後壁骨折単独であれば，完全側臥位で行う。側臥位で行うことにより，術中の大殿筋牽引が重力方向と重なるため，坐骨神経損傷のリスクが低下する。また，骨頭骨折の内固定や関節内陥入骨片を摘出する場合，股関節屈曲方向の自由度が高いというメリットがある。後柱成分の骨折（後柱，横骨折，T型骨折など）が合併した後壁骨折の場合は，腹臥位を選択したほうが，骨頭を完全に前柱側に整復した状態で，後壁骨片の整復内固定をしやすい。次に，完全側臥位（図2）について詳述する。

①手術側を上にした完全側臥位で行う。
②筆者らは，体位保持のために手術台に付属した側板タイプの支持器を4つ利用している（胸骨部，前面健側腸骨，胸背部，下位腰椎部）。手術台は斜位方向での透視が行えるよう側面に金属フレームが付いていないものが望ましい。
③神経麻痺を予防するために，下になる腋窩と膝下に枕を置く。上になる上肢は若杉氏上肢台などで上半身が前後にぐらつかないようにしっかり固定する。
④体位の設定後，透視装置で骨盤正面像や斜位像を確認し，支持器の位置が邪魔をしないか確認する。
⑤体位の設定後にクロルヘキシジンなどを浸漬したスポンジでブラッシングを行う。
⑥消毒は患側の腹部から足先まで行い，覆布で非清潔野を完全に覆う。ストッキネットで膝上までカバーし，弾力包帯で圧迫しておく。術野はイソジン®ドレープで完全に被覆する。

図2 手術体位

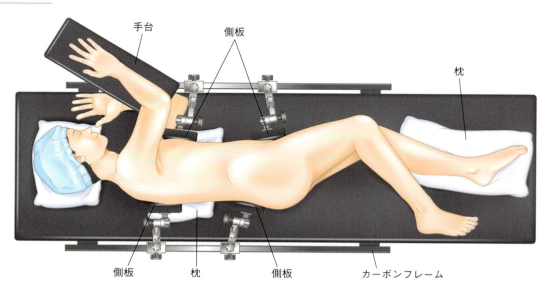

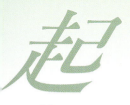

皮切〜寛骨臼後面の露出

皮切（図3）

股関節の代表的な後方進入法であるKocher-Langenbeckアプローチで進入する。通常、寛骨臼骨折の手術では、人工股関節全置換術より大きな皮切を要する。

浅層の展開（図4）

皮切に沿って皮下組織をメスで切離し、腸脛靱帯と大殿筋筋膜を確認する。大転子頂部をよく触れ、大殿筋筋膜と腸脛靱帯を皮切に沿って切開する。大殿筋を筋線維方向に筋鉤でゆっくり割きながら、横断する血管を止血する。大殿筋の完全なdenervationを防ぐため、上後腸骨棘から5cm以上は大殿筋を割かない部分を残す。

図3 皮切

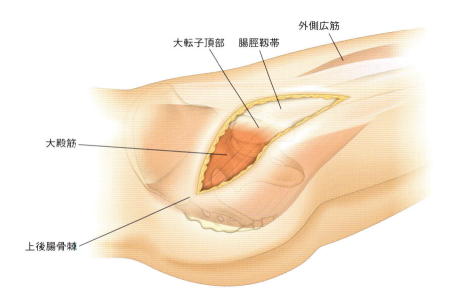

図4 浅層の展開

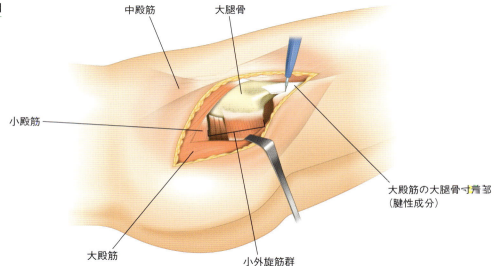

表面を覆う滑液包・滑膜を丁寧に後方に剥離または切除し，小外旋筋群を露出する。大殿筋の大腿骨付着部である殿筋粗面部の腱性成分を表面より電気メスで一部切離し，同時に腱性成分直下を走る大腿深動脈の第一貫通枝を同定して結紮または保護する。これにより大殿筋の緊張が緩み，大殿筋を正中方向に圧排する操作が減るため，筋鉤・整復鉗子による坐骨神経の牽引損傷が生じにくくなる。

骨切りと小外旋筋群の処理(図5)

　後壁骨片が寛骨臼頭側の頂部まで達している場合は，小外旋筋群の切離の前に大転子のtrochanter flip osteotomy(TFO)を加えることにより，外転筋群を前方にスライドさせ，より広い術野で内固定を行うことが可能となる。最後の骨切り部の骨接合を考慮すると，階段状のstep cutとすることが望ましい。

図5　大転子の骨切りと小外旋筋群の処理
a：大転子の骨切り

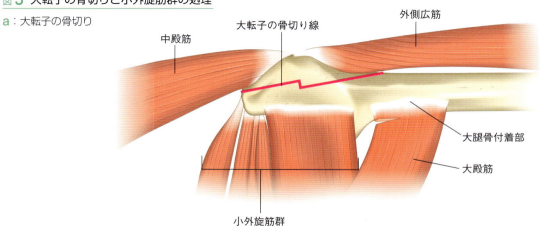

b：小外旋筋群の処理

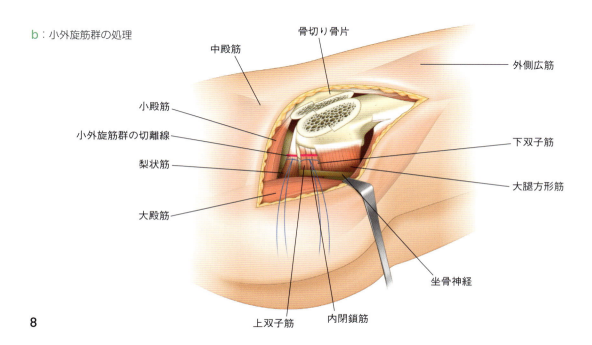

小外旋筋群の切離は，大腿内側回旋動脈の損傷を予防するために，大腿骨付着部から約2cm離したところで切離する。脱臼により小外旋筋群の一部はすでに断裂していることがあるため，注意深く切離位置を同定する。切離前に筋に縫合糸をかけて結紮し，stay sutureとして残しておくと，止血と後柱部分の剥離が容易となる。大腿方形筋とその近位深層に存在する外閉鎖筋は，切離せずに温存する。

寛骨臼後面の露出（図6）

　後壁骨折の場合は必ずしも坐骨神経を確認する必要はないが，不用意な筋鉤操作で坐骨神経を損傷しないように注意する。術中は坐骨神経が緩むように，常に股関節伸展，膝関節屈曲位を保つように心掛ける。小外旋筋群にかけた糸を持ち上げつつ，骨膜下にコブラスパを用いて後柱部分を大坐骨切痕まで剥離する。剥離したら上殿動脈に気をつけながら先端鈍のレトラクターを大坐骨切痕に挿入し，小外旋筋群を正中側に避ける。

図6　寛骨臼後面の露出

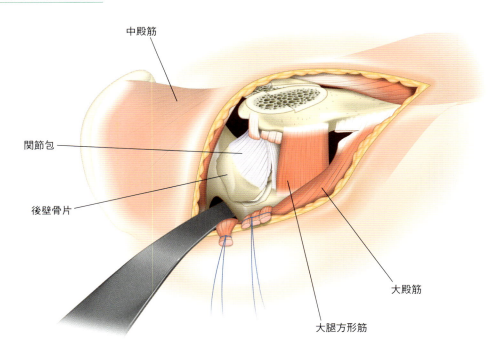

後壁骨片の翻転と関節内洗浄（図7）

後壁骨片に対しては，付着している関節包には新たな切開は一切加えずに血流を温存し，剥奪した関節唇の部分切除に留める。

骨折した部分の血腫を取り除いた後，骨片をbone hookなどで骨折部から翻転する。これにより大腿骨頭が直視下におかれ，臼蓋側軟骨と骨頭軟骨が隙間なく接触しているかを確認する。関節内に陥入した遊離小骨片は，変形性関節症の原因となるためできる限り摘出すべきである。

股関節の遠位への牽引や，転子部にシャンツピンを挿入して外方に牽引することで，股関節内を観察する。術中に股関節を後方脱臼させることは，血管への牽引損傷を考慮して極力避ける。

後壁骨片の翻転と関節内洗浄〜Marginal impactionへの対応

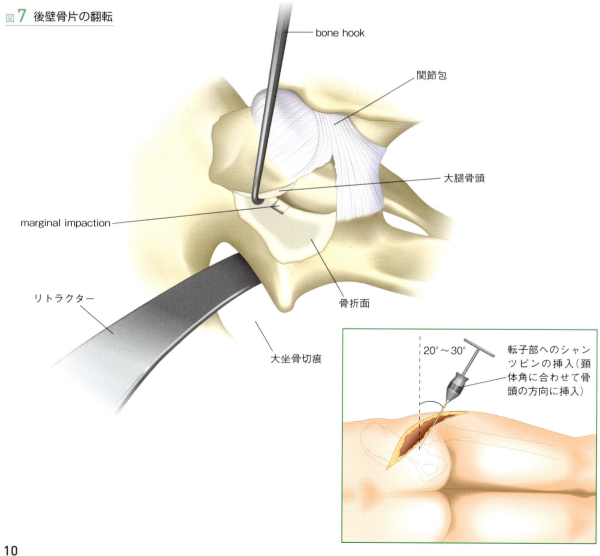

図7 後壁骨片の翻転

Marginal impactionへの対応（図8）

　後壁骨折部における臼蓋側辺縁の骨軟骨陥没損傷（marginal impaction）は，後壁骨折の約半数に合併すると報告されている．術野所見だけで判断するのはしばしば困難であり，術前CTでmarginal impactionがどこにどの程度の範囲で存在するのかを，あらかじめ検討しておく必要がある．

　軟骨面から1cm程度離した部分にノミを入れ，軟骨下骨ごと骨頭に密着するように持ち上げて戻す．これにより生じた骨欠損部には，自家骨やβ-TCPなどの人工骨を補填して骨頭に押し付けるように整復する．

　最後に，整復した骨片が移動しないよう，吸収性のピンなどで固定する．

図8 Marginal impactionへの対応

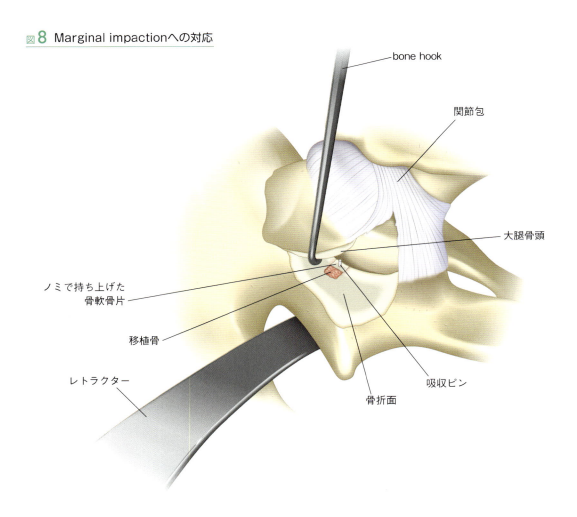

後壁骨折の整復と固定〜全体のバットレスプレート固定

後壁骨片の整復と固定(図9)

ボールスパイクプッシャーなどの器具で後壁骨片を整復した後，Kirschner鋼線(K-wire) 2本で仮固定しておく。後壁骨片が大きい場合は，3.5mm cortex screwを1〜2本挿入し，小さい場合は1/3円プレートの先端を切ってやや鋭角に曲げ後壁骨片の移動を防ぐspring hook plateの技術が有用である。screw挿入の場合は，関節内に逸脱しないよう注意が必要である。

全体のバットレスプレート固定(図10)

バットレスプレートはなるべく臼蓋後壁の後縁近くに設置することが重要である。バットレスプレートの位置が臼蓋縁から離れると，術後再脱臼率が増えることが報告されており，骨片自体の固定にspring hook plateを用いてもcortex screwを用いても，バットレスプレートはできる限り臼蓋縁近くに設置する。

プレート長は，長過ぎると設置時に近位側の外転筋を支配する上殿神経の牽引損傷が生じるため，6〜8穴程度の3.5 reconstruction plateを選択する。プレートのベンディングは重要で，後壁骨折の場合はややアンダーベンディングにしておくとよい。

先に遠位坐骨にプレートからスクリューを挿入し，ここを軸にして近位端のプレートを骨に密着させると，自然に後壁骨片に圧着力が加わる。近位・遠位とも最低2本スクリューが入ればバットレスプレートとしての役割は果たせる。

図9 後壁骨片の整復と固定
a：整復

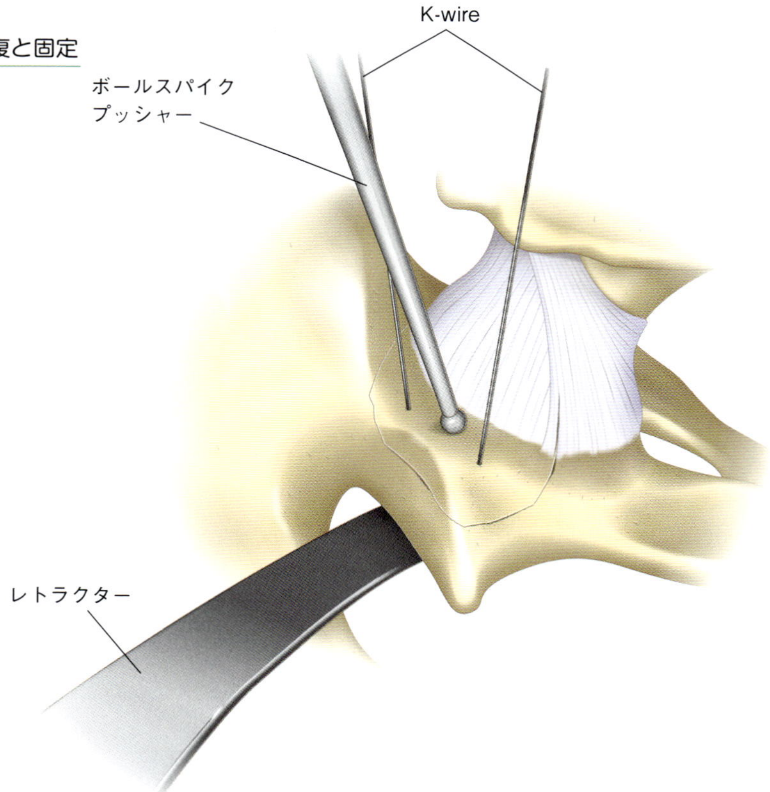

図9 後壁骨片の整復と固定（つづき）

b：固定

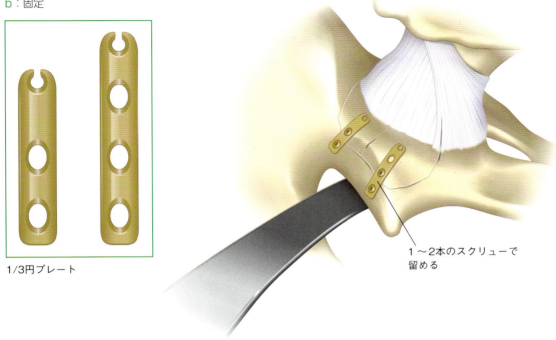

1/3円プレート

1〜2本のスクリューで留める

図10 バットレスプレート固定

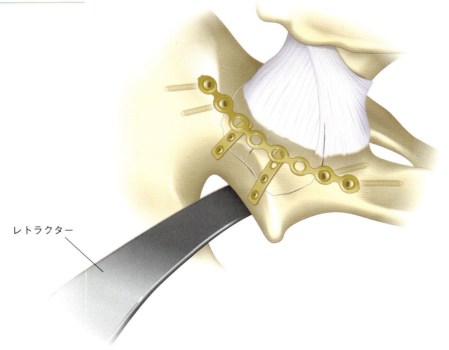

レトラクター

骨切り部と小外旋筋群の修復

Step cutしたTFOの骨切り部の整復は比較的容易であり，直視下に整復状態が確認できる。ずれないように，鉗子またはK-wireで仮固定し，3.5mm cortex screwや4.5mm cortex screw，tension band wiringなどで固定する（図11）。

骨切り部の内固定材の挿入方向は骨切り線に垂直が原則であるが，TFOの場合はやや遠位（小転子のほう）に向け，内固定材が頸部骨折を誘発しないように配慮する。

小外旋筋群の修復の必要性や方法に関しては意見が分かれており，小外旋筋群同士を縫合しようとすると，内側大腿回旋動脈を傷つける可能性がある。通常は中殿筋の後縁にかけることが多い。

創閉鎖

最後に，十分に洗浄してから血行の悪い組織（小殿筋など）がないか確認する。血行の悪い筋組織は異所性骨化の原因となるため切除する。十分に洗浄して血腫予防のドレーンを留置する。

大腿骨の殿筋粗面部で切離した腱性成分を縫合する。大殿筋筋膜から腸脛靱帯にかけて縫合する。

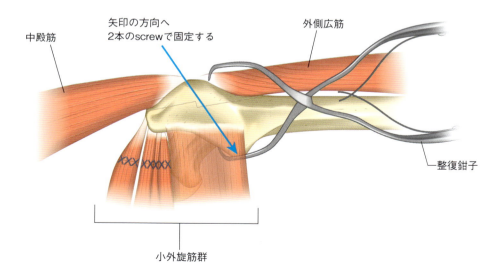

図11 骨切り部と小外旋筋群の修復

ワンポイントアドバイス

- **後壁骨片へのスクリュー挿入法**：後壁骨片にスクリューを挿入する場合，lag screw techniqueを用いて後壁骨片を寛骨臼側に圧着させることが望ましいが，実際には適切なドリルスリーブが届かず，難渋することが少なくない。スクリューが挿入できる大きな後壁骨片であると判断したら，K-wireで仮固定後にバットレスプレートを優先すると後壁骨片の骨折線が密着するため，その位置のままでcortex screwを挿入しても十分な固定性が得られる。
- **術後合併症**：坐骨神経麻痺が軽いものを含めると30％程度に出現するといわれているので，術前に患者へよく説明しておく。異所性骨化の予防法としては，筋のデブリドマン，術後早期の放射線照射，非ステロイド性抗炎症薬(non-steroidal anti-inflammatory drugs；NSAIDs)内服などが報告されているが，確実な方法は確立されていない。
- **医原性骨折**：脱臼整復時に骨頭骨折や頚部骨折を合併することがある。暴力的な手技は避け，鎮痛・鎮静筋弛緩下に整復操作することが望ましい。

後療法

術翌日から持続的他動運動装置(continuous passive motion；CPM)を用いた可動域訓練を行う。痛みに応じて，toe touch gaitから荷重許可する。固定力が良好であれば，垂直荷重(両脚立位での荷重)は早期から可能である。

後療法を進めていくうえでの注意点としては，後壁骨折術後の大腿骨頭壊死発生が重要である。初診時の単純X線像で脱臼を認めなくても，転位した後壁骨折を認めた場合は，いったん骨頭が後壁ごとその場所まで脱臼したことを意味する。経過観察中の3カ月，6カ月時点でMRIを撮像し，骨頭壊死がないことを確認することが望ましい。

文献

1) Foulk DM, Mullis BH. Hip dislocation: evaluation and management. J Am Acad Orthop Surg 2010；18：199-209
2) Siebenrock KA, Gautier E, Ziran BH, et al. Trochanteric flip osteotomy for cranial extension and muscle protection in acetabular fracture fixation using a Kocher-Langenbeck approach. J Orthop Trauma 1998；12：387-91.
3) Moed BR, McMichael JC. Outcomes of posterior wall fractures of the acetabulum. Surgical technique. J Bone Joint Surg Am 2008；90：87-107.
4) Giannoudis PV, Kanakaris NK, Delli Sante E, et al. Acetabular fractures with marginal impaction：mid-term results. Bone Joint J 2013；95-B：230-8.
5) Suzuki T, Smith WR, Mauffrey C, et al. Safe surgical technique for associated acetabular fractures. Patient Saf Surg 2013；7：1-15.

FAIに対する股関節鏡視下手術

浜松医科大学医学部医学科整形外科学講座　星野裕信，錦野匠一

適応病態

　大腿骨寛骨臼インピンジメント（femoroacetabular impingement；FAI）は，寛骨臼側や大腿骨側における特異的な骨形態によって，股関節の運動時に繰り返しインピンジメントが生じることにより，寛骨臼縁の関節唇および軟骨に損傷が惹起される病態である。寛骨臼縁あるいは大腿骨頭頸部移行部の特徴的な画像所見だけではなく，臨床所見を含めて総合的に手術適応を決定すべきである。
①単純X線像，CT像にてFAIに特有の所見（pincerまたはcam病変）がある。
②放射状MRIや関節造影CTにて股関節唇損傷または軟骨損傷が疑われる。
③メピバカイン（カルボカイン®）などの関節ブロックが有効である。
　以上をすべて満たし，3カ月程度の保存療法でも疼痛が軽減しない場合を手術適応とする。

術前シミュレーション

術前準備
- 単純X線像でFAIに特徴的な所見を整理しておく
- 術前にあらかじめX線透視下に股関節を動かして，骨切除範囲を把握しておく

手術体位
- 仰臥位，牽引手術台を使用する
- X線透視下に牽引を確認する

起

ポータルの設置
- まず，前外側ポータル（anterolateral portal）を作製する
- 次に，中前方ポータルを作製する

関節包切開
- Beaver® knifeを用いて関節包を切開する

承

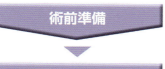

鏡視とプロービングによる病変部の確認
- 病変部位の確認はプローベを用いて行う

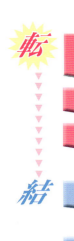

pincer病変のrim trimming	● X線透視下に確認した範囲で，round burrを用いてrim trimmingを行う
股関節唇縫合	● スーチャーアンカーを用いて縫合する
cam病変のosteoplasty	● 牽引を緩めて，round burrでcam病変部の骨切除を行う
関節包縫合	● ACCU-PASS®スーチャーシャトルなどによるsuture relay techniqueを用い，UltraBraid®にて縫合を行う
創閉鎖	● 皮下の埋没縫合を行う

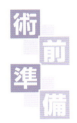

① 単純X線像でFAIに特徴的な所見を整理しておく。正面像でpincer typeの所見の有無，側面像，30°，45°，60°のDunn view撮影においてα角55°以上のcam病変の部位を把握しておく（図1）。

② 可能であれば，CT撮影の3D構築にてpincer，camそれぞれの骨切除範囲のシミュレーションをしておく（図2）。

③ 骨切除に際しては，切除部位とその程度が適切かどうか，あらかじめ術前にX線透視による確認が大切である。しばしば骨切除不足になることがあり，特にcamに関しては十分に切除することが大切である。

④ 器具の扱いに十分に慣れておく。粗暴な操作は器具の関節内脱落をきたしたり，医原性の関節唇，軟骨損傷を生じる[1]。

図1 単純X線像

a：正面像。pincer typeの所見（crossover sign陽性，矢印）
b：45° Dunn view像。cam病変の所見（矢印）

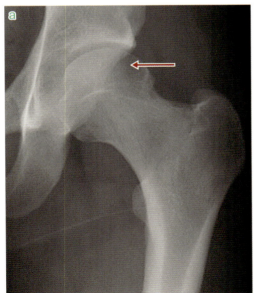
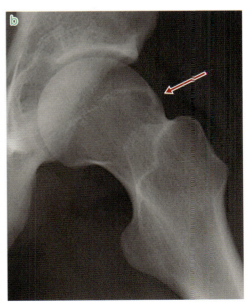

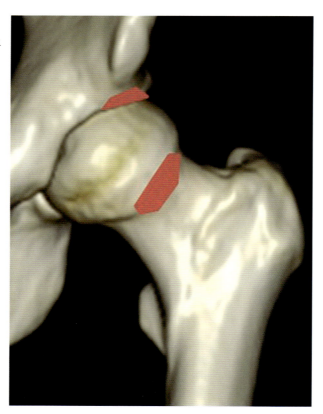

図2 3D-CT像
色付き部分は切除範囲のシミュレーションを示している

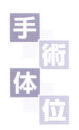

①体位は仰臥位で，牽引手術台を使用する．股間と足部はパッドで十分に保護する．患側の上肢は患者の前上方に吊っておく．

②健側股関節は最大外転・外旋位とし，患側股関節は外転10°，屈曲10°でX線透視下に軽く牽引をかけ，その後内転して関節裂隙が拡大するか確認し，内・外転0度とする．大腿骨頚部が床と平行になるように，20°程度内旋位とする（図3）．

③手洗いをする前に一度，X線透視下に股関節の牽引を行い，股関節裂隙が十分に開大する牽引の強さを確認する．牽引を緩め，股関節が自由に動くように牽引手術台の可動部を緩め，camが確認できる姿位を把握しておく．

④大転子の頂部，上前腸骨棘，および大腿動脈の走行をマーキングしておく．

図3 手術体位

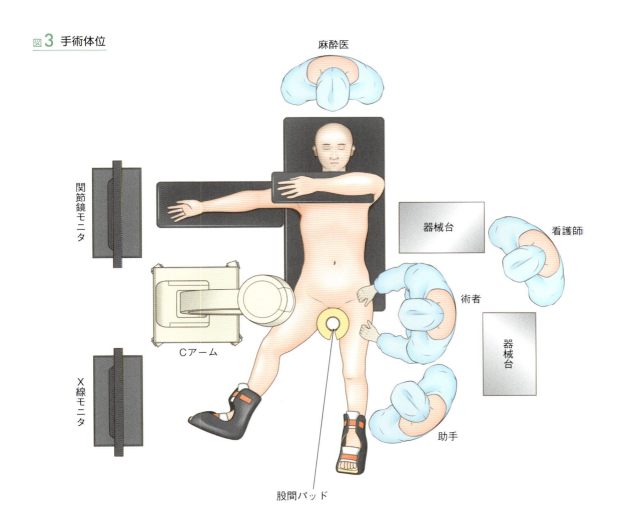

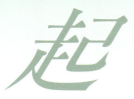

ポータルの設置〜
関節包切開

ポータルの設置(図4)

◀前外側ポータル

　X線透視下に股関節を牽引する．まず，前外側ポータル(anterolateral portal)の作製より開始する．前外側ポータルは大転子の頂部より1cm近位，2cm前方とする．

①内筒付きの中空の長針を刺入する．内筒を引き抜いたときに陰圧となっている関節内に空気が入り，関節裂隙がさらに開大する．

②生理食塩水(以下，生食)を20〜30mL程度注入し，ガイドワイヤーに入れ替える．これを中心に約1cmの縦皮切を加える．

③ガイドワイヤーに沿って，鈍棒付き外筒をゆっくりねじりながら刺入する．関節包を貫いたら，ガイドワイヤーと鈍棒を抜くと生食が流出してくるので，関節内に設置できたことが確認できる．

④70°斜視鏡を前外側ポータルに入れて，次の中前方ポータル(mid-anterior portal)の至適な設置位置に画像を合わせておく．

図4　股関節鏡で使用するポータル

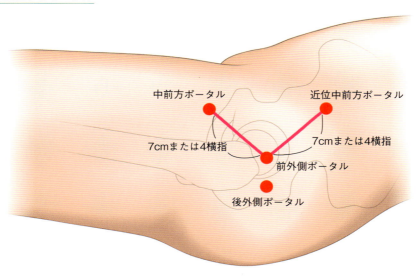

中前方ポータル

次に，中前方ポータルを作製する。

①上前腸骨棘から膝蓋骨中央を結んだ線を引き，前外側ポータルとの距離の中点にこれと平行な線を引く。

②前外側ポータルから7cmまたは4横指の部位と，この線との交点よりも内部から，関節内へ向けて内筒付きの中空の長針を刺入する（図5）。この際，前外側ポータルから鏡視しながら適切な位置にニードルが刺入されていることを確認し，同様の手技で外筒を設置する。

必要に応じて（関節包縫合など），前外側ポータルに対して中前方ポータルと反対側に，近位中前方ポータル（proximal mid-anterior portal）を作製する。また，関節後方へのアプローチには後外側ポータル（posterolateral portal）を作製する。後外側ポータルは，大転子の頂部より1cm近位，2cm後方とするが，後方に行き過ぎると坐骨神経損傷のリスクがあるため注意を要する。

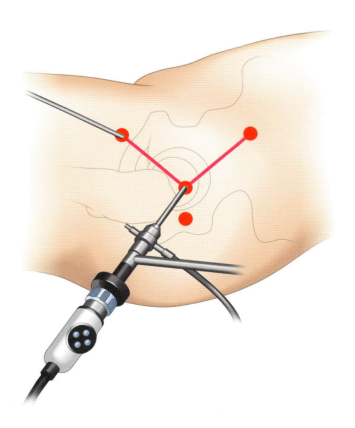

図5 中前方ポータルの作製
右手でカメラを持ち，前外側ポータルから鏡視しながら左手でニードルを刺入する。関節鏡とニードルの先端がお互いにぶつかるようなイメージで行う

> **Advice**
> ●ポータル設置時に関節包を貫く際は，外筒をゆっくりと回しながら刺入し，軟骨や関節唇の医原性損傷を起こさないよう細心の注意を払う（図6）。特に前外側ポータル設置の際には，できるだけ骨頭に近づけて刺入したほうが関節唇貫通のリスクが少なくなる。

図6 関節包への刺入：前外側ポータルの設置

外筒をゆっくり回しながら刺入する。関節包を貫く際は，示指を皮膚に当てて，急激に貫通することを防ぐ

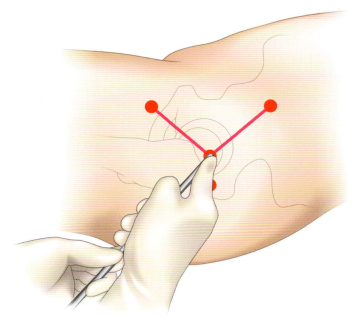

関節包切開

ポータルが設置できたら前外側ポータルに70°斜視鏡を入れ，操作性の向上のために中前方ポータルにBeaver® knifeを用いて関節包を切開する（図7）。

次に，中前方ポータルに70°斜視鏡を入れ，同様の操作を前外側ポータルより行う。処置する内容によって，2ポータル間をつなげるように切開を行う。これによりさらに操作性が向上するだけではなく，central compartment（股関節唇より内側）からperipheral compartment（股関節唇より外側）へのアクセスも容易になり，FAIでのcam切除も行いやすくなる。

> **Advice**
> - Beaver® knifeの操作の際には外筒を関節包の外まで引き抜くか，あるいは完全に関節外に外筒を引き抜いて操作を行う。外筒越しに操作を行う場合は，外筒とBeaver® knifeが干渉しないよう細心の注意が必要である。筆者も一度，操作中にBeaver® knifeが折損して関節内に脱落し，摘出に難渋した経験がある[2]。
> - 関節包切開は十分に行うこと。不完全な切開になるとcamの操作が行いにくくなるので，シェーバーやベイパー・バルカンなども併用するとよい。

図7 関節包切開
関節唇より数mm離して切開している

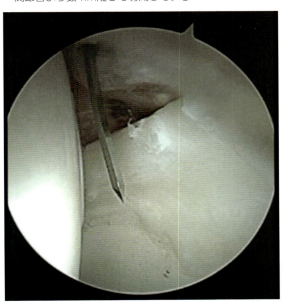
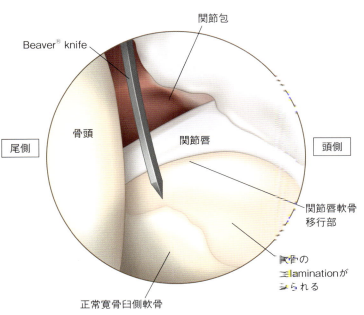

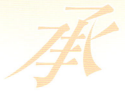

鏡視とプロービングによる病変部の確認

鏡視とプロービングによる病変部の確認

鏡視の操作では，一方の手でカメラを持って上下左右に動かすこと，刺入の深度を変えること，他方の手で光学管を持ち，外筒を軸に光学管を時計回りまたは反時計回りの方向に動かすことによって内部が広く観察できるようになる（図8）。

骨頭の位置と寛骨臼窩の関係を把握し，関節包，関節唇，関節唇軟骨移行部を前方から後方にかけて確認する。

病変部位の確認は必ずプローベを用いて行う。軟骨損傷部位の深さ，軟骨下骨からの剥離の有無，関節唇損傷の範囲，関節唇と関節軟骨移行部の状態，関節唇と関節包折り返し部やデタッチメントの有無を確認する（図9）。

Advice
- 70°斜視鏡の出し入れ，特にperipheral compartmentからcentral compartmentへ進める際に，進める方向と画像の正面は一致していないので，大腿骨頭軟骨を損傷しないように十分注意する。

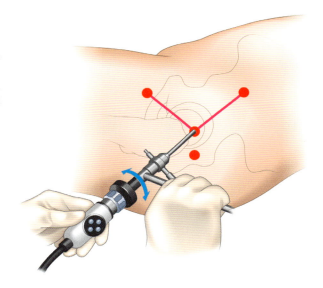

図8 鏡視の操作
左手でカメラを持ち，右手で光学管を持つ。外筒を軸にして，光学管を時計回りまたは反時計回りの方向に回して視野を変える

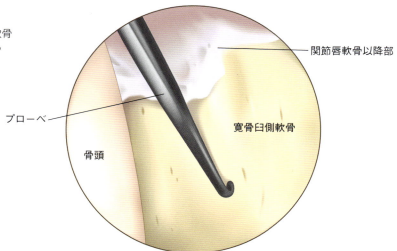

図9 病変部位の確認
プローベを用いて寛骨臼軟骨の損傷状態を確認している

Pincer病変のrim trimming[3]

Pincer病変の rim triming〜 Cam病変の osteoplasty

術前画像上のpincer病変をX線透視下に確認する。鏡視で軟骨損傷や関節唇損傷の部位，範囲と一致していることを確認する。

鏡視下に，rim trimmingする範囲の関節包側から，ラスパトリウムを用いて関節唇をtake downする。関節軟骨移行部で完全に関節唇がデタッチメントしている場合は確認が容易である（図10）。

X線透視下に確認した範囲を，round burrにてrim trimmingする（図11）。十分に切除できたかどうかはX線透視下に確認する。

Advice
- 切除する骨の周囲の軟部組織を，シェーバーやベイパー・バルカンなどを用いて十分に除去しておくと操作しやすくなる。

図10 関節唇のデタッチメントの例

21歳男性。サッカーにて受傷。関節軟骨移行部で関節唇がデタッチメントしているところをプローベにて確認している

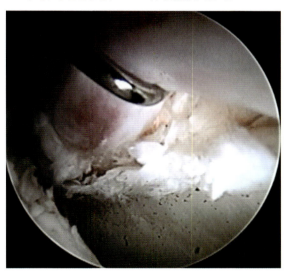
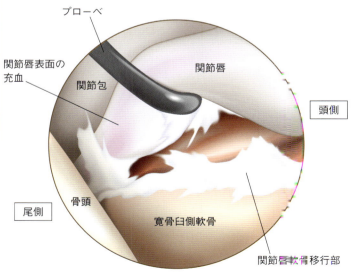

図11 Round burrによるrim trimming
X線透視下に確認した範囲をround burrでrim trimmingする

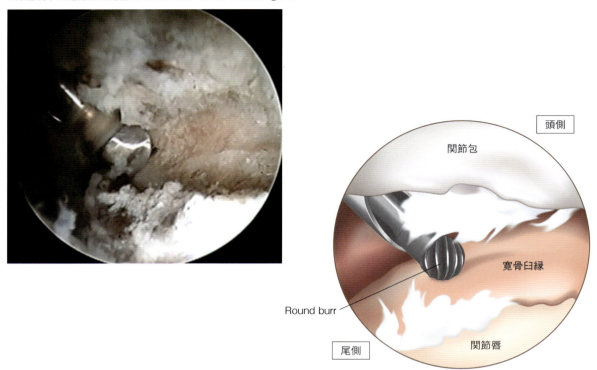

股関節唇縫合

　関節唇はスーチャーアンカーを用いて縫合する。Rim trimmingにより露出された寛骨臼縁にアンカーを入れ，take downまたはデタッチメントしていた関節唇の縫合を行う。その際に，arthro-pierceなどを用いて関節内に糸を引き出す（図12）。

　この糸を関節唇を貫かずに外側から取って単結節縫合する方法や，関節唇を貫いてから糸を取ってマットレス縫合する方法，ループの中に縫合端を入れて2重に関節唇を押さえるラッソループ縫合がある（図13）。図13では3つのアンカーを入れて縫合している。縫合後はプローベで安定性を確認する。

図12 関節唇縫合
関節唇縫合の際に，arthro-pierceを用いて関節内に糸を引き出す

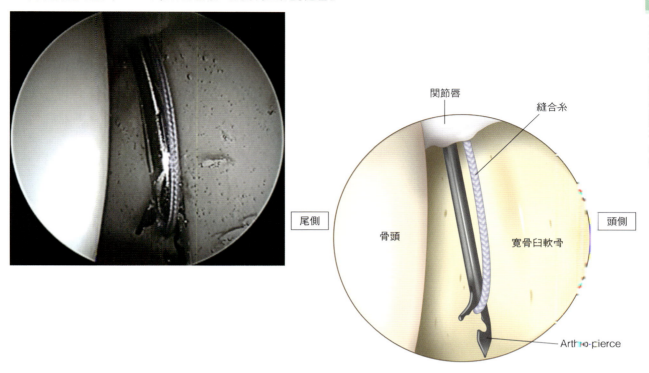

図13 ラッソループ縫合
ループの中から一方の縫合端をつかんで引き出し，2重の縫合糸で関節唇を押さえる

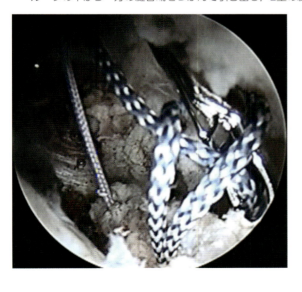
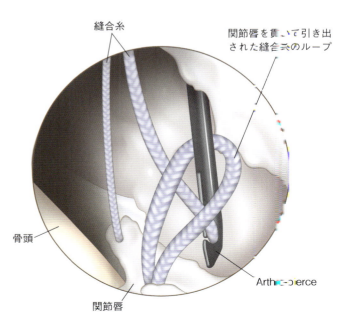

Cam病変のosteoplasty[4)]

　牽引をいったん緩めて股関節45°屈曲位，45°外旋位とし，X線透視下に骨切除前のcam病変部を確認する。

　鏡視下に軽度内旋位としてcam病変部を確認する。

　Round burrでcam病変部の骨切除を行う（図14）。X線透視下に十分切除できていることを確認し，また股関節屈曲・内旋でインピンジメントしないことも確認する。

> **Advice**
> - 骨切除に際しては，切除部位と切除の程度が適切かを術中X線透視で確認することが大切である。しばしば骨切除不足になることがあり，特にcamに関しては術前に確認した像と照らし合わせて十分に切除することが大切である。

図14 Round burrによるcam病変部の骨切除

牽引を緩め，peripheral compartmentに移動し，round burrにてcam病変部の骨切除を行う

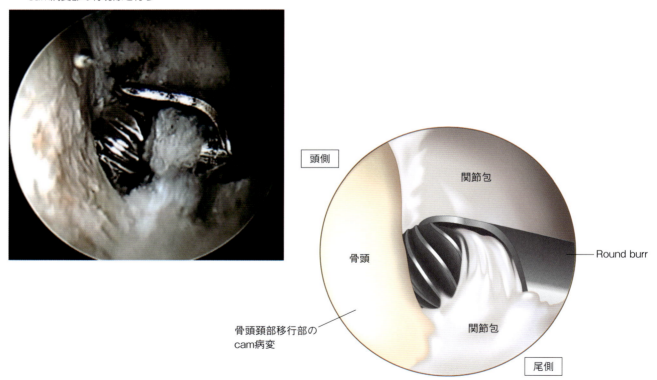

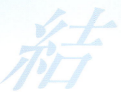

関節包縫合〜創閉鎖

関節包縫合

　股関節の不安定性を避けるために，できるだけ関節包は縫合するようにする。関節包縫合にはACCU-PASS®スーチャーシャトルなどによるsuture relay techniqueを用い，UltraBraids®で縫合を行う(図15)。この際に近位中前方ポータルを追加すると操作がしやすい。

創閉鎖

　4-0 PDS®を用いて皮下の埋没縫合を行っている。表層はテープ固定とする。

図15　関節包外からの鏡視像
切開した関節包に糸をかけて縫合するところ。数本のUltraBraids®で縫合する

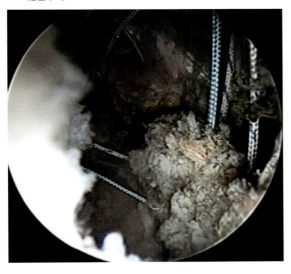

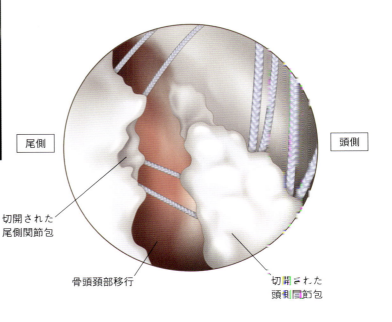

尾側 / 頭側
切開された尾側関節包
骨頭頚部移行
切開された頭側関節包

ワンポイントアドバイス

- 手術適応の評価が重要である。必要最小限の手技で行い，余分な手技を行うと，かえって新たな術後の痛みを生じさせることとなる。
- 牽引時間は最大1時間30分とし，それ以上の牽引が必要な場合はいったん牽引を緩めて15分以上待つ。この間にperipheral compartmentの処置が可能である。
- この手術の内容をしっかり理解した理学療法士とのコミュニケーションと術後のリハビリテーションが極めて重要である。

後療法

術後の単純X線撮影で，cam病変が十分に切除できていることを確認する（図16）。

術翌日より松葉杖によるタッチ歩行を許可し，術後2週間は股関節の過伸展と90°以上の屈曲および内・外旋は禁とする。2週過ぎから30％荷重歩行を開始し，3週で可動域訓練を開始，5週で全荷重歩行を許可する。

術後3カ月でジョギングなどを許可してスポーツテストを行い，一定レベルの段階がクリアできれば，スポーツ特性に応じたリハビリテーションを開始する。通常，競技レベルに復帰するのは術後5カ月以降である。

図16 術前後の股関節Dunn viewによる比較

矢印はcam病変の部位を示している。術前α角66°が（a），術後は38°に改善している（b）

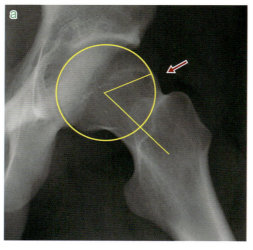
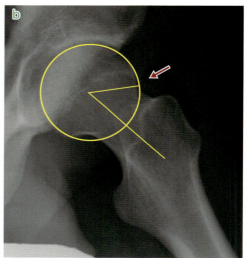

文献

1) Byrd JW. Avoiding the labrum in hip arthroscopy. Arthroscopy 2000；16：770-3.
2) 星野裕信，小山博史，古橋弘基 ほか. 股関節治療における股関節鏡手術の位置づけ －合併症，成績不良例からの検討. JOSKAS 2015, 40；466-7.
3) Philippon MJ, Schenker ML. A new method for acetabular rim trimming and labral repair. Clin Sports Med 2006；25：293-7.
4) Philippon MJ, Allston MD, et al: Arthroscopic management of femoroacetabular impingement: osteoplasty technique and literature review. Am J Sports Med 2007；35：1571-80.

人工股関節全置換術（THA）：
後方アプローチ セメントレス

日本大学医学部整形外科学系整形外科学分野　穂坂邦大

適応病態

①末期変形性股関節症（一次性・二次性）
②末期リウマチ性股関節炎
③広範囲の進行した大腿骨頭壊死

※①③における年齢制限はないが，若年者では骨切り術の適応にならないケースで行われる。
※③では人工骨頭置換術も考慮したうえで決定する。
※大腿骨頸部骨折に対して行われることもあるが，年齢設定や医療経済の面などから，まだ議論されている。

術前シミュレーション

術前準備
- 画像検査を用いたテンプレーティング
- 脚長の補正の計画

手術体位
- 体位保持器を用いた側臥位

皮切
- 股関節後方アプローチ：大腿骨大転子近位端を中心に10～12cm

軟部組織の処置
- 大腿筋膜張筋の切開：大転子外側を触知して皮切と同レベルで切開
- 短外旋筋群の処置：梨状筋から下双子筋まで切離
- 関節包の処置

脱臼・大腿骨頸部骨切り
- 術前のテンプレートに合わせた骨切り

臼蓋の処置・臼蓋インプラントの設置
- 展開：臼蓋縁を確認
- 臼蓋のリーミング，インプラント設置

大腿骨の処置
- リーミング（必要な機種であれば）・ラスピング

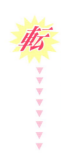

トライアル・脱臼肢位の確認：X線像撮影	● オフセット，脚長の調整
ライナー・大腿骨インプラント設置	● トライアルステム挿入時の高さと比較し，全インプラントを設置
短外旋筋群の縫合	● 強固に修復
閉創	● 持続吸引ドレーンの留置

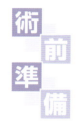

①全身状態のチェックや，輸血用の自己血，タイプ＆スクリーンを準備する。
②テンプレーティング（以下は，2Dテンプレーティングについて解説する）

CT
・カップ設置位置付近（基本は原臼位）の臼蓋の前後径を計測し，カップ直径を決定する。
・臼蓋・大腿骨頸部の前捻角度の計測（健側も測定）
・骨棘，二重底の存在の確認

単純X線正面像
・カップの設置位置を確認する。カップCE角が10°未満であれば，骨移植の準備や若干の上方または内方設置を考慮する。
・大腿骨の形状などから，使用するステムのタイプ（近位固定型，遠位固定型など）を決定する。
・脚長差の補正の有無・程度を決定する。一般的に3cm以上の延長が必要であれば，大腿骨骨切りも考慮する。

③カップのサイズは多めに用意しておく。大腿骨に骨折が生じたときのために，ワイヤーやプレートも準備しておいたほうが安心である。

Advice ● 手術成功のためには，このテンプレーティングによる入念な計画と各計測が重要である（図1）。

図1 術前テンプレーティング

脚長の補正を加味したネックのおおよその長さ(この場合,−6〜+6)を決める

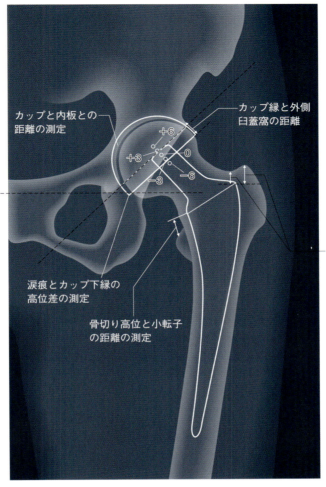

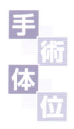

手術体位

・完全な側臥位とし，骨盤支持器は上前腸骨棘にかけて固定する（図2）。
・患肢の屈曲・内転・内旋ができることを確認し，術中の肢位を再現する。

Advice
● 完全側臥位で強固に固定することが，体位が崩れずカップの設置角度を正確にするために重要である。

図2 体位

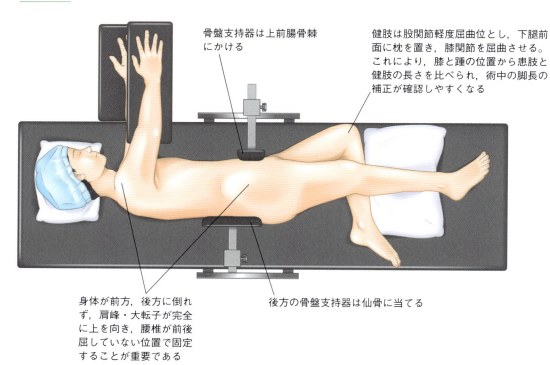

骨盤支持器は上前腸骨棘にかける

健肢は股関節軽度屈曲位とし，下腿前面に枕を置き，膝関節を屈曲させる。これにより，膝と踵の位置から患肢と健肢の長さを比べられ，術中の脚長の補正が確認しやすくなる

身体が前方，後方に倒れず，肩峰・大転子が完全に上を向き，腰椎が前後屈していない位置で固定することが重要である

後方の骨盤支持器は仙骨に当てる

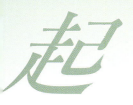

皮切～
　脱臼・大腿骨
　頸部骨切り

皮切

　術者は患者の後方に立つ．原臼位付近に骨頭がある場合は，大転子先端を中心に，遠位は大腿骨中央よりやや後方の骨軸に沿って，近位は上後腸骨棘に向かい，近位・遠位とも5〜6cm，合計10〜12cmの皮切で行う（図3）．上級者では，これを基準に短くすることも可能である．

　骨頭が上方転位している場合は，大転子の近位側の皮切は短くし，逆に遠位側は長めにする．

軟部組織の処置

　大腿筋膜張筋〜腸脛靱帯を皮切と同レベルで切開する．滑液包を切開すると，大転子後方の筋群に到達する（図4a）．

　人工骨頭置換術と同様に，梨状筋を検索する．脱臼股などでは見つからないこともある．

　梨状筋に糸をかけてマーキングし，これを含め短外旋筋群を大腿骨付着部から一塊として切離する．付着部から切離することで，出血を抑えられる．

　切離した短外旋筋群を後方によけると後方関節包が展開され，これをT字状に切開する（図4b）．

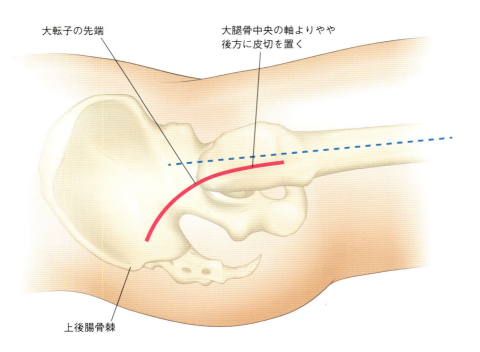

図3　皮切

図4 軟部組織の処置

a：短外旋筋群の展開。短外旋筋群は，近位から梨状筋，上双子筋，内閉鎖筋，下双子筋，大腿方形筋である。梨状筋は小殿筋の深層に見えることもある

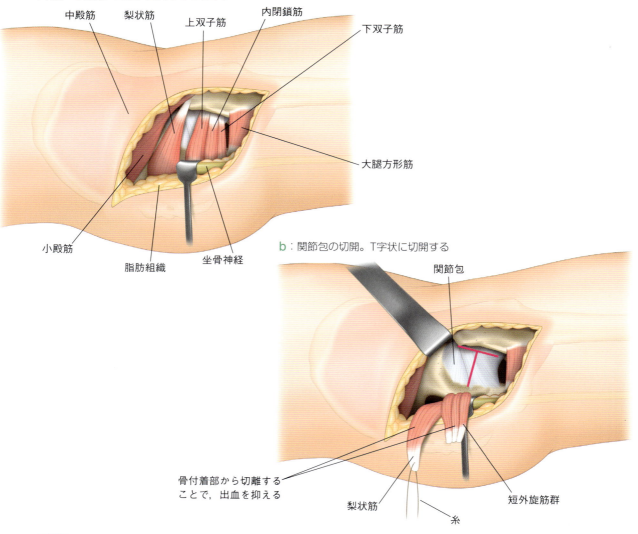

b：関節包の切開。T字状に切開する

> **Advice**
> ● 滑液包の切開時から股関節を若干内旋位にすると短外旋筋群がみやすくなる。また，坐骨神経損傷を防ぐために，坐骨神経は他の軟部組織とともに後方へ愛護的に引いてもらう。

脱臼・大腿骨頚部骨切り

　股関節を屈曲・内旋（内転）させて脱臼を試みる。脱臼困難な場合は，①関節包の切開が不十分，②骨棘の存在，③大腿骨頭靱帯の残存などを考える。

　骨切り部位は術前のテンプレートに従って決定し，外側を切るときは大転子に切り込まないように注意する。後方アプローチでは，この骨切りのメルクマールになる小転子を確認しやすいのが利点である。

臼蓋の処置・臼蓋インプラントの設置

臼蓋の処置・臼蓋インプラントの設置〜大腿骨の処置

　余分な関節包は可及的に切除し，臼蓋を展開する（図5）。前方のレトラクターで大腿骨を前方によけるが，困難例では前方の関節包を若干切離するか，もしくは大腿骨頚部が長い場合もあるので確認する。

　臼蓋リーミング時，術者は患者の前方に移動する。カップの設置角度は通常，外方開角40°，前方開角20°に設定している。下縁の寛骨臼横靱帯は，原臼蓋の下縁のメルクマールになるため，骨棘などで見つからない場合はこの部分をリーミングするなどして確認する。

　リーミングはまず，予定高位で内方に行い，小児用ケリー鉗子などで内板までの距離を確認し，目標の位置まで掘り込んだら目標角度で広げていくようにしている。変形が強い症例は特に，前後の臼蓋壁でカップを受けることが多いので，前後の壁の厚さを確認しながらサイズアップしていく。はじめから前後の臼蓋壁に掛かると予期せぬ削れ方をする時があるため，初級者では3サイズ下からなど少し小さめのサイズから開始することを勧める。

図5 臼蓋の処置

臼蓋の展開。臼蓋前方，後方，閉鎖孔にレトラクターをかける。前方のレトラクターで大腿骨を除ける。閉鎖孔レトラクターは寛骨臼横靱帯をメルクマールにしてレトラクターをかける。上方は筋鉤を使用している

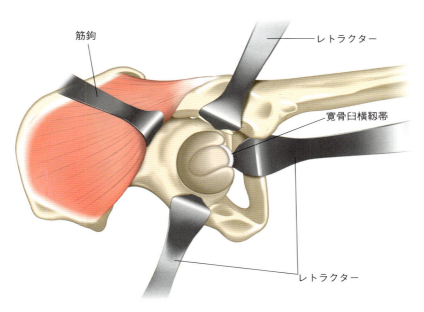

臼蓋コンポーネントを設置し，通常，press fitすることを確認する．どうしてもpress fitしなかった場合は，やや内方や上方に再度リーミングしてから試みる．スクリューによる固定を行う場合は下方に1本，上方と後上方に2本設置している（図6）．ライナーは後にリップ付きを入れることもあるが，まずフラットのトライアルを設置しておく．

図6 インプラントの設置

スクリューの挿入位置．下方（右股関節であれば時計の6〜7時方向），上方，後上方（10〜12時方向）の3本を挿入する．下方から挿入したほうが，上方のスクリューを挿入する際にカップが急峻になる可能性を防げる

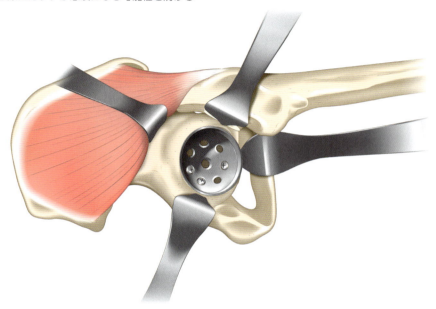

Advice
- カップを正確に設置するために，患者の肩の位置，体軸を確認してから行う．
- 設置角度は助手の医師を含めた数人で確認する．後方アプローチでは，前方開角が少なくなりやすい．また，インプラントを打ち込むときやスクリュー挿入時に，カップがずれてしまうことがあるので注意する．

大腿骨の処置

術者は再度，患者の後方に戻る。多くの機種のエントリーポイントは，頚部の外側後方であるので，ここから骨軸に沿ってリーミング・ラスピングを行う。下肢を屈曲・内旋・内転位にし，下肢を持っている助手に膝窩部中央を指し示してもらう。また，膝関節を90°屈曲させることで，ラスピング時の前捻の程度を確認する（図7）。最終のラスプが入ったら，ラスプを少し内・外旋させて緩みがないことを確認する。このラスプをトライアルステムとして使用する。

> **Advice**
> ● 予定サイズより2つ以上大きなサイズが入る，また逆に2つ以上小さい場合には，前者ならば骨折や穿破，後者なら，刺入部位の誤り，ラスプの内反・外反挿入などを一度は疑うべきである。

図7 正しくステムを挿入するためのヒント

膝窩部中央を助手が教えることにより，正しい方向に挿入されているか，複数の人で確認できる。膝関節を90°屈曲位にすることで，ラスピング時の前捻の程度がわかりやすくなる

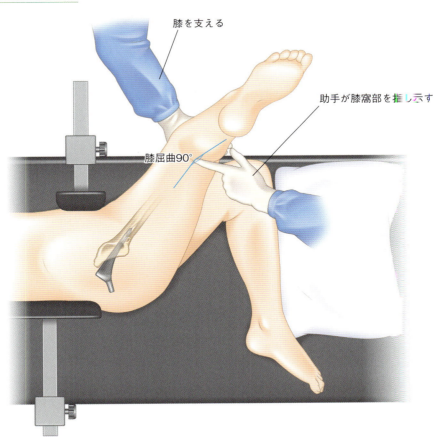

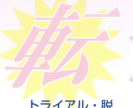

トライアル・脱臼肢位の確認〜ライナー・大腿骨インプラント設置

トライアル・脱臼肢位の確認：X線撮影

トライアルステムの設置位置などを参考に，ネック長を決めトライアルを行う。これで緊張度，脱臼肢位，脚長差の確認を行う。脱臼に関して，筆者らは屈曲70°，内転15°，内旋45°程度で問題なければ許容している。しかし，骨棘がインピンジメントの原因になっていないかなどは確認する。脚長は健側と比べることで調整する（図2参照）。

> **Advice**
> ● 初級者にはここで，確認のための股関節正面X線像を撮影することを勧める。この少しの手間が手術の成功率を上げる。

　X線像の確認後，ステムの設置の高さ，回旋角度がわかるように，電気メスなどで骨にマーキングをしてからトライアルステムを抜去する。

ライナー・大腿骨インプラント設置

　ライナーは基本的にフラットタイプを設置する。大腿骨インプラントがトライアルよりも深く入らないことが少なからずある。このため，オフセットや長さを調節できるパーツ（インナーヘッドやネック）は最終の段階まで，術野に出さない。

関節包・短外旋筋群の縫合

洗浄後，関節包の縫合を行う．短外旋筋群を元の付着部位付近へ強固に修復することは脱臼予防に有用である[1]．筆者らは，太い非吸収性のマルチフィラメント縫合糸（Ethibond Excel®5号，ETHICON社）を用いて縫合している（図8）．

閉創

持続吸引ドレーンを関節内に留置する．大腿筋膜張筋～腸脛靱帯を1-0 VICRYL®，皮下軟部組織を2-0 VICRYL®，皮下を4-0 PDS®（すべてETHICON社）でそれぞれ縫合し，皮膚はステリストリップ™（3M社）固定とする．

図8 短外旋筋群の縫合
付着部位の大腿骨に2mm径K-wireで穴を開け，3本のEthibond Excel®5号で強固に縫合する．糸を結ぶときは，股関節をやや外転，外旋位にして行う

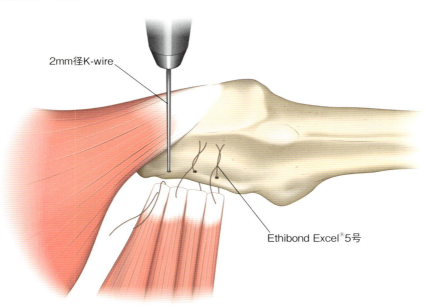

念のため，入院中の臥床時は股関節の外転枕を使用する．術後2日目にドレーンを抜去した後，車椅子，立位練習を開始する．その後も制限なく，可能であればサークル歩行，杖歩行の練習を行う．

術後早期の90°以上の屈曲，内転，内旋には注意させるが，日常生活範囲なら問題ないことを説明する．

文献

1) Zhang Y, Tang Y, Zhang C, et al. Modified posterior soft tissue repair for the prevention of early postoperative dislocation in total hip arthroplasty. Int Orthop 2013；37：1039-44.

大腿骨頚部骨折に対する人工骨頭置換術・後方アプローチ

東松山市立市民病院整形外科，日本大学医学部整形外科学系整形外科学分野　青木　学

適応病態

① 大腿骨頚部骨折
② 大腿骨頚基部骨折の一部
③ 高齢者の大腿骨無腐壊死症
④ 大腿骨頚部および骨頭腫瘍

※若年者の大腿骨頚部骨折は，その耐用年数により骨接合術や人工股関節置換術が推奨される

術前シミュレーション

術前準備
- テンプレート，大腿骨形状に見合ったステムの選択
- 器械発注の確認，セメント使用の有無

手術体位
- 正確な側臥位，腹部・陰部圧迫の回避，健側の腓骨頭の圧迫の確認

起

皮切，展開
- 後側法アプローチ

後方支持組織の確認
- 梨状筋，短外旋筋群の同定とマーキング

関節包の切開
- インプラント挿入後に修復可能なT字切開

承

頚部骨切り
- 小転子の確認
- 術前テンプレート部位での骨切り（選択するステムによって異なる）
- 選択ステムによっては骨切りテンプレートの使用

骨頭の摘出
- 嵌入している場合は骨ノミで完全に骨折させる
- 骨頭抜去器を使用
- 摘出した骨頭径の測定

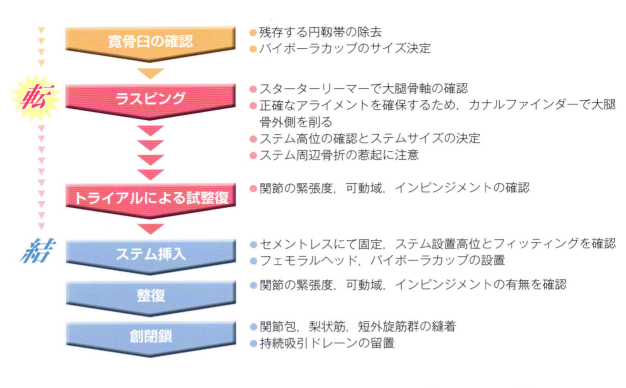

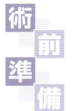

① 適応患者は高齢者が多いため，術前に再度，全身状態のチェックを行う。
② X線像が適正に撮影されているかチェックし，大腿骨髄腔形状を確認する。適切なステムを選択する。このときにセメントレスステムかセメントステムかの選択も行う。
③ テンプレーティングを行い，インプラントサイズ，設置高位，ネック長，骨切り部を確認する（図1）。

図1 テンプレート

計測点
A：大転子Tip-ステム肩
B：小転子-骨切り面
C：骨頭径
D：ステムサイズ
E：ステムネック長

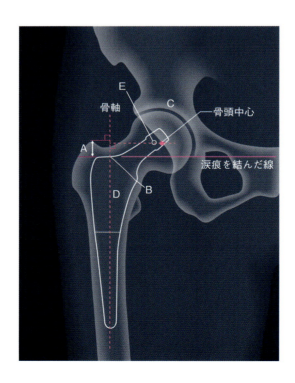

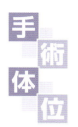

①腹圧を減らす固定器を使用する。健側の角度は股関節屈曲40°，膝関節屈曲60°として固定する（図2）。
②患者の体を手術台の背側に寄せて，前方の足台を外すと手術が行いやすくなる。
③腋窩枕を使用する。
④健側の膝，足部にパッドを置く（腓骨神経の圧迫回避のため）。

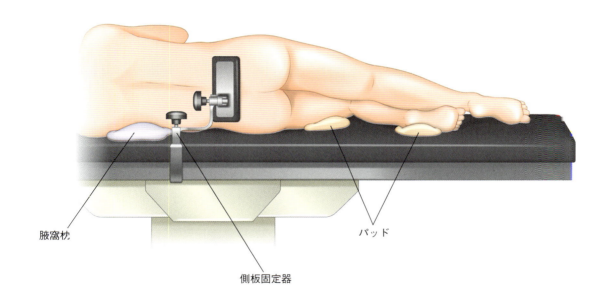

図2 手術体位

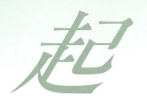

皮切〜
展開

皮切（図3）

　患側の股関節をステム挿入肢位と同様に屈曲させ（70°），その大腿骨骨軸と平行に，大腿骨外側頂部を起始部とした約9cmの皮切を設ける（適宜，1〜2横指ほど，梨状筋の起始部と思われる部位まで皮切の近位を後方へ移動させる）。

Advice
- 出血防止目的で，20万倍エピネフリン加生理食塩水20ccを皮切部に皮下注射する。
- 大腿骨頚部骨折（Garden分類のstageIV）などは，下肢短縮による大転子部の近位への転位に注意する。

展開

　後側法アプローチにて侵入し，大腿筋膜を切開する。外旋筋群の上を覆っている脂肪層をガーゼでぬぐい，腱成分の多い梨状筋をまずは同定する。小殿筋と梨状筋を分けて，梨状筋に糸をかけてマーキングし，梨状筋，短外旋筋群を切離して，関節包をT字に切開する（図4）。

図3 皮切

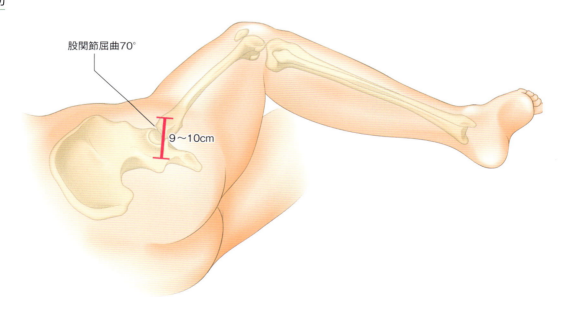

Advice
- 梨状筋切離の際，電気メスで大腿骨側付着部より短縮させるように切離し，関節包から剥がす。
- 短外旋筋群の上双子筋・内閉鎖筋・下双子筋を切離する際は，内閉鎖筋も腱成分が多く同定しやすいので，上双子筋と内閉鎖筋，下双子筋を一塊とし，これにも糸をかけてマーキングして切離するとよい。
- 外閉鎖筋は大腿方形筋の下に隠れていることが多いので，手術が困難な場合は，大腿方形筋の近位一部と外閉鎖筋を一塊として切離する。
- 関節包のT字切開は，できるだけ近位梨状窩まで切離すると関節内を展開しやすい。また，T字の縦の切開では，後方へ切り込む際に関節唇を傷つけないよう細心の注意を払う。

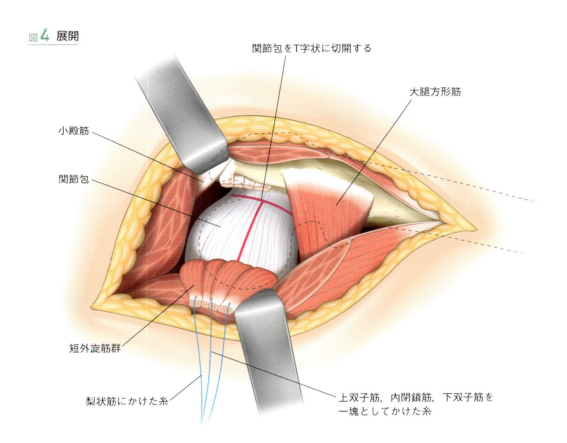

図4 展開

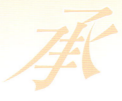

頸部骨切り

頸部骨切り〜
寛骨臼の確認

　骨折部を直視下に同定する．骨折部が嵌入していることが多いので，骨ノミで骨折部を確実に骨折させて，骨折部の断端を術者のほうへ向ける．
　その後，腸腰筋の付着部である小転子を確認し，頸部を術前テンプレートどおりに小転子からの高さで骨切りする．

Advice
- 頸部骨切りの際に，梨状窩と小転子直上頸部にコブラ型レトラクターをかけて骨切り部を浮かせ，電気メスで骨切り部をマークして切ると頸部の過度な骨切りを防げる（図5）．
- 骨切りの角度は，近位固定型のステムを使用するのでなければ，あまりこだわらなくてもよい．ステムの頸体角によっては，小転子直上で骨切りすることもある．現在はさまざまなタイプのステムがあるので，適切なフィッティングを得るにはそれぞれの特徴に見合った頸部の骨切りが必要になる．

図5 頸部の骨切り

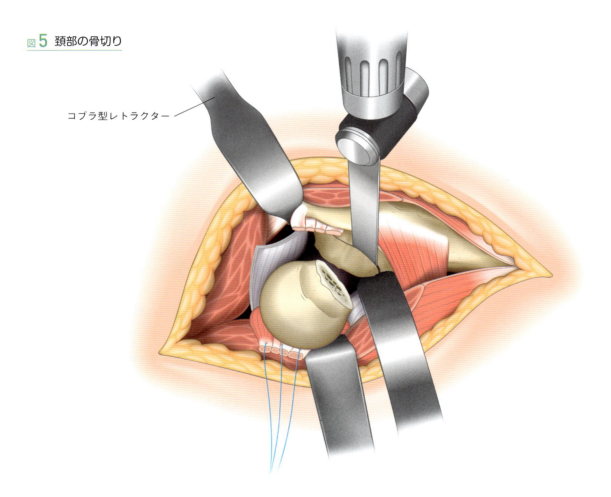

コブラ型レトラクター

骨頭の摘出

骨折部の断端から骨頭中心へ向けて骨頭抜去器を挿入し，骨頭を抜去する．摘出した骨頭の骨頭径を，ノギスで計測する．

> **Advice**
> - 骨頭は大腿骨側に残存したネックが邪魔をして抜去できないことが多いので，骨頭抜去よりも先にネックを浮かせて残存したネックの骨切りを行うほうがよい．
> - エレバトリウムなどで残存骨頭を回転させると，骨折部と骨頭中心の位置関係を認識しやすい．確実に骨頭中心に向かって骨頭抜去器を刺入すること．
> - 骨頭抜去器で寛骨臼を損傷しないように注意する．

寛骨臼の確認

人工股関節全置換術（total hip arthroplasty：THA）の際にも使える手技なので，ぜひ行ってほしい．

・寛骨臼の前後壁にレトラクターをかける．
・外傷による関節唇損傷の有無，変形性関節症（osteoarthritis：OA）の有無の確認
・バイポーラカップのサイズの決定
・円靱帯の除去

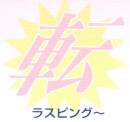

ラスピング〜
トライアルに
よる試整復

ラスピング

①大腿骨髄腔へ刺入口を作製する（図6a）。

> **Advice**
> ● 大転子頂部と小殿筋の間にコブラ型レトラクターを刺入すると，髄腔への刺入部の視野がよく確保できる（図6b）。

②ボックスノミで大転子部をやや多めに切除し（図6c），スターターリーマーもしくはカナルファインダーで骨軸の方向を確認し（図6d），大腿骨側をさらにカナルファインダーで削る。この際，大転子外側ぎりぎりの位置から入れるようにする。

③最小サイズからラスピングを開始し，ステムサイズを決定する。骨折予防のために，ラスピングは特に慎重に行う。

④予定サイズの前後のステムを打ち込み終えたら，回旋させてステムの安定性を確認する（図6e）。

図6 ラスピング
a：大腿骨髄腔への刺入口の作製
b：大転子頂部と小殿筋の間にコブラ型レトラクターを刺入すると，髄腔への刺入部の視野がよく確保できる

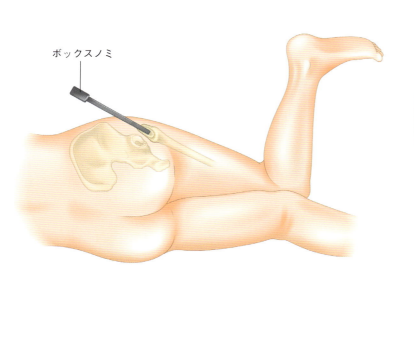
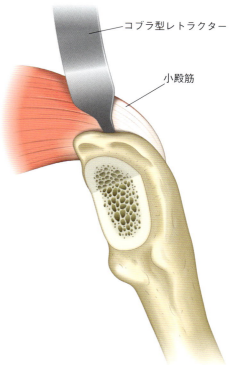

図6 ラスピング（つづき）

c：ボックスノミによる大転子部の切除

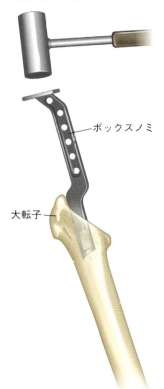

d：スターターリーマーの使用

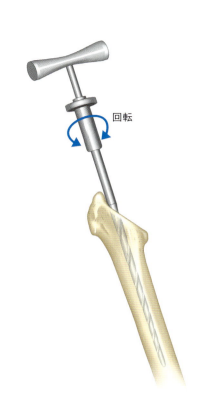

e：ステムを回旋させて安定性を確認する

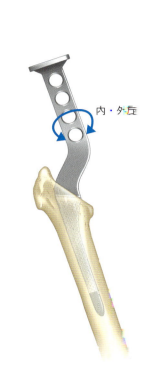

f：ステムの挿入の仕方。左：straight挿入，右：carved挿入

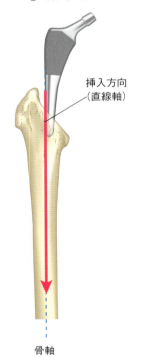
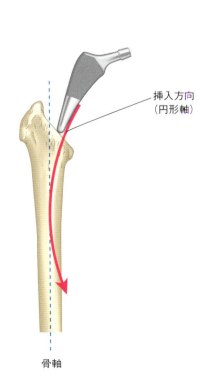

Advice
- 後方アプローチは前方系のアプローチと比較して格段にステムを操作しやすく，ステム方向を確認しやすいが，刺入部を前方にしてしまうと屈曲位挿入，もしくは後壁穿破するので注意する。
- ステムの挿入方法にはstraight挿入とcarved挿入の2つがあるが（図6f），MIS（minimally invasive surgery）手技でなければ，アライメントの取りやすいstraight挿入を推奨する。
- ステム予定サイズより明らかに小さいサイズで止まってしまう場合は必ず原因があるので，強く打ち込むようなことはせず，骨切り頚部内側のインピンジメントと大転子外側の削り不足には特に注意を払う。必要であれば大腿骨頚部の骨切りを追加する。
- ステム設置高位が，脚長の決定に特に重要である。小転子からの骨切りの高さと，大転子頂部からステム肩までの高さが指標となるため，術前のテンプレーティングで必ず確認しておく。
- ステムの前捻については小転子の位置をメルクマールにするとよいが，筆者は大腿骨頚部骨切り部の後壁と平行にステムを挿入している（骨切りの高さで前捻角度が変化するため注意は必要だが，前捻が大きすぎることはあっても減捻で入ることはないので採用している）。

トライアルによる試整復

トライアルで試整復し，ネック長を決定する。再脱臼後，トライアルを抜去してよく洗浄する。

Advice
- 試整復では，関節の緊張度，可動域，インピンジメントの有無，膝関節の高さである程度の脚長差を確認する。
- 脚長をみる際には，体の傾きによって健側膝関節の位置との比較は大きく変わるので，ここでチェックする脚長差は必ずしも正確ではないことを頭に入れる。

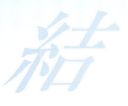

ステム挿入，フェモラルヘッド，バイポーラカップの設置（図7）

ステム挿入〜創閉鎖

ステムを挿入し，フェモラルヘッド，バイポーラカップを設置する。ステム挿入の際には，ステムの回旋と骨折に注意する。

Advice
- トライアルステム挿入の際に，ステムの肩の部位の高さを大転子側に電気メスで必ず高位をマーキングし，そこを目安にステムを沈めていくこと。大きく沈下する際は骨折を疑う。
- バイポーラカップのインサートがセラミックやオキシニウム™といった特殊素材のものは，打ち込みを3回打ちこする。回数を叩きすぎると逆に浮いてしまうことがある。

股関節屈曲・内旋位で整復するが，このときに無理な整復を行うと，術中骨折の原因となるので注意する。特に，骨粗鬆症や関節リウマチの患者は注意する。

整復後に再度，関節の緊張，可動域，インピンジメントの有無，脚長差を確認する。

Advice
- ネックに紐上にしたガーゼを引っ掛けて，整復の補助をすると整復しやすい。
- 整復が困難な場合は，ステム設置が想定よりも高位であることが多いので，よく確認する。ステムの種類によってコーティングの厚さが異なると，トライアルとの大きさの差が出るので，ステムの特徴をよく知ることが重要である。

図7 人工骨頭置換の終了

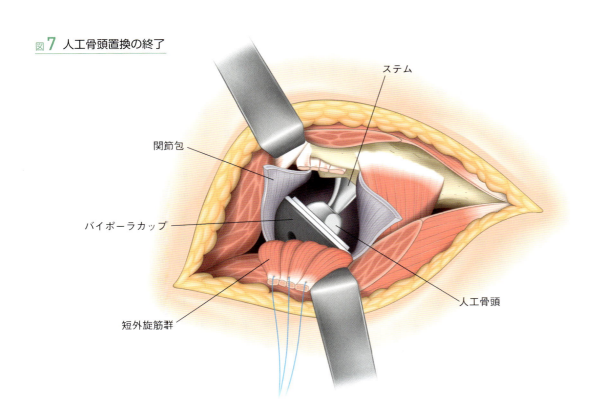

創閉鎖

関節包を修復（T字のI部を縫着）し，梨状筋および短外旋筋群を図8に示すように骨に貫通させて縫着する．なお，筆者はFiberWire®（Arthrex社）2-0を使用している．

持続吸引ドレーンを留置して創閉鎖する．

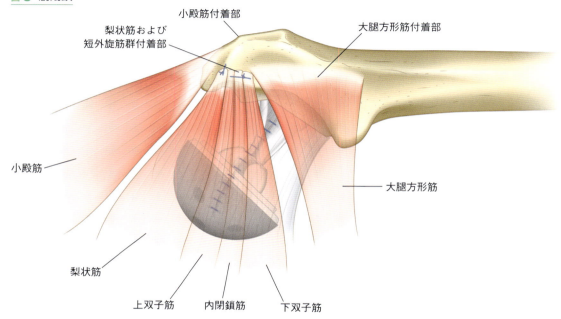

図8 創閉鎖

梨状筋および短外旋筋群付着部／小殿筋付着部／大腿方形筋付着部／小殿筋／大腿方形筋／梨状筋／上双子筋／内閉鎖筋／下双子筋

ドレーン抜去後（筆者は術後2日目にはドレーン量に関係なく抜去している），起立訓練を開始し，可能であれば早急に歩行訓練を開始する．

文献

1）斎藤　修：股関節人工骨頭置換術．龍順之助．執刀医のためのサージカルテクニック 下肢．東京：メジカルビュー社；2005. 23-32.

大腿骨頸部骨折（不安定型）に対する Twin Hookを用いたORIF

近森病院整形外科　衣笠清人

適応病態

- 60歳未満および60歳以上70歳未満で骨頭血流が期待できる症例。骨頭下骨折ではGarden分類stageⅢ，Ⅳと強斜骨折（Pauwels typeⅢや前額面剪断骨折）が適応となる。

術前シミュレーション

起

術前準備	● 骨折型の把握 ● 整復位の想定
手術体位	● 牽引手術台上での仰臥位 ● AP/lateral 2方向Cアーム設置
皮切	● 想定した挿入フックピン長軸の延長線と大腿部皮膚の交点から，遠位へ4cmの小皮切
展開	● 腸脛靱帯（iliotibial tract；ITT）と外側広筋を皮切よりやや大きめに切り，ラスパトリウムで剥離して骨表面を露出

承

整復	● 軽度外反位およびhat-hook position 　＊決して内反位で固定してはならない
仮固定（不安定なとき）	● 2.4〜3.0mm径K-wireを，フックピンと干渉しない骨頭の上位部分に挿入

転

ガイドピン刺入	● 2.5mm径ガイドピンをAP/lateralともに中央に挿入 　※刺入を何度も繰り返すと術後骨折の危険性を増大させるので注意 ● ガイドピンの長さを計測
ピン＆バレル孔作製	● ダブルリーマーでフックピンとプレートバレル用の孔を作製

結

内固定	● 2穴サイドプレートを筋層下に滑り込ませる ● 計測値より5〜10mm短いフックピンを，方向に注意しながらプレートバレルに挿入 ● これらを一体として，孔にイメージ像を確認しながら挿入

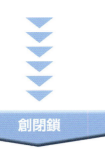

- サイドプレートが確実に大腿骨外側面に沿って接していることを確認
- イメージ像をみながらフックを骨頭内に出していく
- サイドプレートを2穴スクリュー固定
- 最大内旋，外旋をしながらイメージ像をチェックし，フック先端が骨頭内にあることを確認

創閉鎖
- 十分な洗浄後，各層縫合

　当院では，安定型骨折にはHansson Pinloc® System(Swemac社)，不安定型骨折にはHansson Twin Hook System(図1)を使い分けている。

　Hansson Twin Hook Systemの特徴として，
①サイドプレートによる角度安定性がある
②ラグスクリューと比較して，骨頭海綿骨の破壊が少ない
③Hookの弾性のため，粗鬆骨における固定力の維持に有利である
④構造上，4～5cmの小皮切からの低侵襲手術が無理なく可能である
⑤手技上，打ち込みや回転操作を加えないため，術中整復位の破綻が起こりにくい
などの利点が挙げられる。

図1 Hansson Twin Hook System

a：Hansson Twin Hook System(左)とラグスクリュー(右)の形状
b：Lateral像
c：AP像

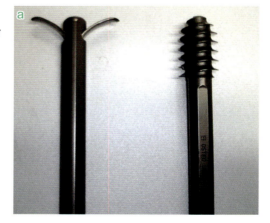

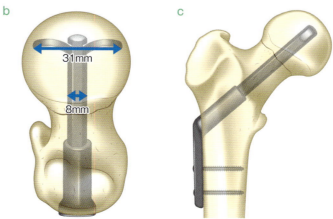

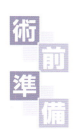

①不安定型大腿骨頚部骨折の治療においては術前に骨折型の正確な把握と,どのような整復位で内固定すれば骨折部が安定するかを想定しておくことが重要である。

②骨頭下骨折の場合でも頚部骨皮質に粉砕を伴うとき,またPauwels typeⅢや前額面剪断型のような強斜骨折の場合は,いかにして骨性咬合を得るかということを必ず考えなければならない。

③筆者らは高齢者に対して2度目の手術を行わないために,無理に骨接合術を施行することは避けている。そのため,図2に示す治療アルゴリズムを作成し,これに沿って治療方針を決定している。

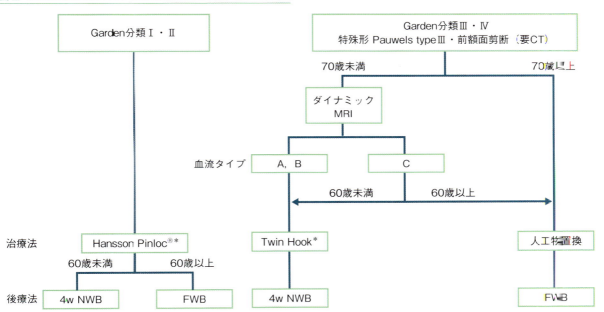

図2 近森病院整形外科 大腿骨頚部骨折治療アルゴリズム

w:week(週)　NWB:non-weight bearing(免荷)　FWB:full-weight bearing(完全荷重)
＊:受傷後24時間以内であれば緊急手術対応。深夜であれば翌日に可及的早期に行う
例外:GardenⅠ・Ⅱ症例でも,受傷後24時間経過,認知症患者,透析患者,片麻痺,その他の問題症例では人工物置換術は許容される

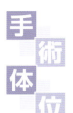

① 牽引手術台上での仰臥位とする．頚部骨折の場合，軽～中等度の牽引をかけておくだけでよい．
② 可能ならAP/lateral 2方向Cアームを設置する．1台ならば両下肢間に設置する（図3）．
③ 股関節外側周辺のみ消毒し，垂直ドレープをかける．通常の手術のように覆布がけをしてもよいが，これが最も簡単で便利である（図4）．

Advice 同時2方向X線透視像を得る

- Twin Hook SystemはフックピンをAP/lateralともにcenter/centerに挿入することがポイントとなるため，Cアームを2台使用するか，biplane image intensifierを使用するのが望ましい．
- 確実に2方向X線透視像が得られることを確認し，消毒する前にどのような肢位をとれば目標の整復位が得られるかを試しておく．

図3 AP/lateral 2方向Cアーム

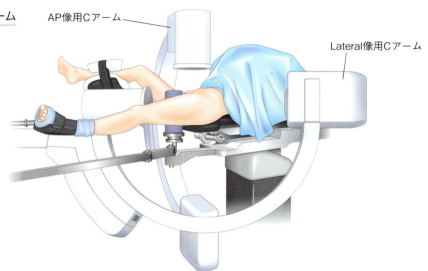

図4 垂直ドレープと皮切

想定したガイドピン刺入位置の延長線上の位置から，遠位へ約4cmの小皮切を加える

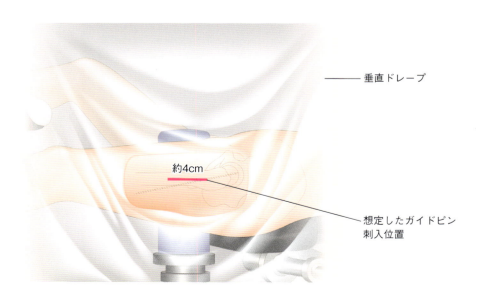

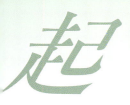

皮切～展開

皮切

想定したガイドピン刺入位置の延長線上の位置から，遠位へ約4cmの小皮切を加える(図4)。

展開

ITTと外側広筋も同様に切り(図5)，プレート設置部の筋肉を外側骨皮質から剥離する。

> **Advice** **内部は皮切よりやや長めに切る**
> ● ガイドピン刺入やサイドプレート設置操作を容易にするために，ITTと外側広筋は皮切より近位へは，やや長めに切る(図5)。

図5 展開
ITTと外側広筋は皮切より近位へは，やや長めに切る

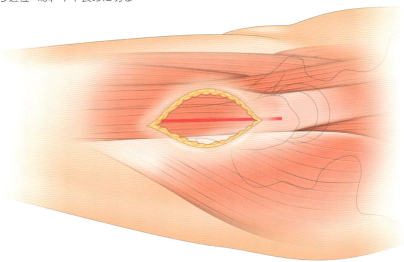

整復～仮固定

整復

整復位の基本は，不安定型の場合は軽度外反位でのhat-hook position（図6）である。また，側面像で前方凸変形が残りやすいので注意する。

Advice
- Garden Alignment Index(GAI)170/180が目安となる。

仮固定

整復位が不安定な場合は，フックピンと干渉しない骨頭やや上部に2.4～3.0mm径のK-wireを刺入して仮固定する（図7）。

図6 整復

軽度外反位，hat-hookに整復する

※Hat-hook position：骨折した大腿骨頚部上端をhat-hook（帽子掛け），骨頭を帽子に見立て，骨頭を大腿骨頚部上端に引っ掛けるように整復した形

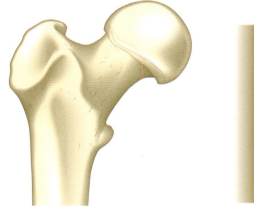
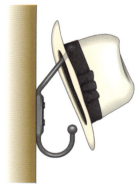

図7 仮固定

整復位が不安定な場合は，フックピンと干渉しない骨頭やや上部に2.4～3.0mm径のK-wireを刺入して仮固定する

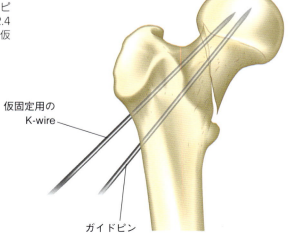

仮固定用のK-wire

ガイドピン

ガイドピン刺入(図8)

ガイドピン刺入〜ピン&バレル孔作製

135°アングルガイドを用い，X線透視像でAP/lateralともにcenter/centerとなるように，慎重にガイドピンを刺入する。何度も入れ直して外側皮質を傷つけることは，厳に慎まなければならない。挿入深度は，関節面から5〜10mmの位置で止める。

> **Advice** アングルガイドは外側皮質へ正確に
> - 筆者らは低侵襲手術のために小型化したアングルガイドを使用しているが，はじめはレギュラーサイズを用いたほうがエラーが少ない。

図8 ガイドピン刺入
X線透視像でAP(b)/lateral(c)ともにcenter/centerとなるように，慎重にガイドピンを刺入する

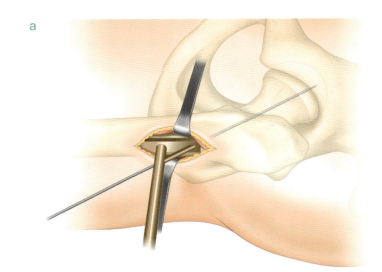

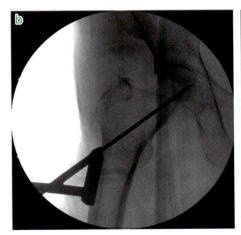
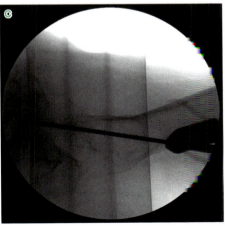

ピン＆バレル孔作製

デプスゲージで測定した長さにコンビネーションリーマーをセットし，ピン＆バレル孔を作製する（図9）。

> **Advice** リーマー操作はマイルドに
> - 力任せにリーマーを操作すると，外側壁骨折の危険性があり，外側広筋を傷つけることもある。筆者らは特注プロテクタースリーブを使用して外側広筋を保護している。

図9 リーマー挿入
デプスゲージで測定した長さにコンビネーションリーマーをセットし，ピン＆バレル孔を作製する

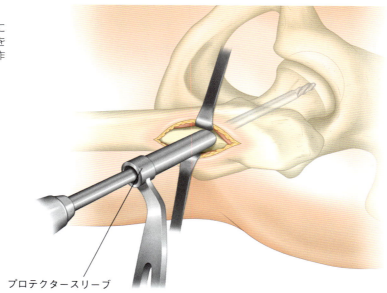

プロテクタースリーブ

内固定

まず，2穴サイドプレートを裏返しにして外側広筋下へ滑り込ませた後(図10a，b)，ひっくり返して本来の向きにしてイントロデューサーに取り付けたフックピンをプレートバレルに挿入する(図10c)。

次に，フックピンとサイドプレートを一体としてイントロデューサーを操作してピン&バレル孔に挿入する。X線側面像を見ながらフックを骨頭内へ出していく。

最後に，サイドプレートが前後にずれないよう十分に注意して，4.5mm径スクリュー2本で固定する。Hat-hook positionを維持するためには，コンプレッションスクリューである程度骨片間圧迫をかける。

X線透視チェック

すべての固定が終わったら牽引手術台の足固定部を緩め，股関節を内・外旋してフックが骨頭穿破していないことを確認する(図11)。

図10 プレート固定
a：2穴サイドプレートの挿入

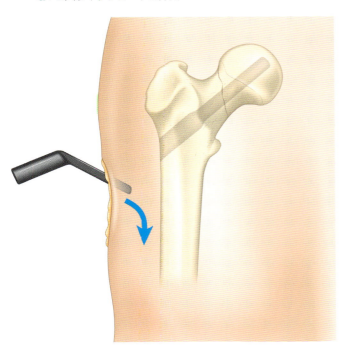

b：ひっくり返して本来の向きにする

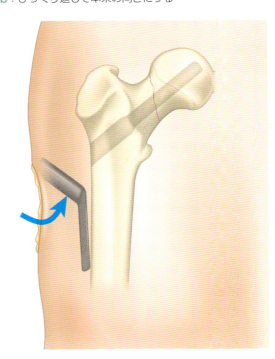

創閉鎖

　十分に洗浄した後，各層縫合する。4cm小皮切で行った場合はITTと皮膚縫合で十分である。ドレーン留置も不要である。

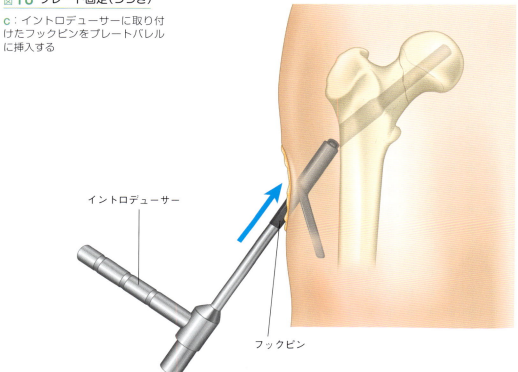

図10　プレート固定（つづき）
c：イントロデューサーに取り付けたフックピンをプレートバレルに挿入する

イントロデューサー

フックピン

図11 フックの確認

股関節を内・外旋してフックが骨頭穿破していないことを確認する

a：内旋位　　　　　　　　　　　　b：中間位　　　　　　　　　　　　c：外旋位

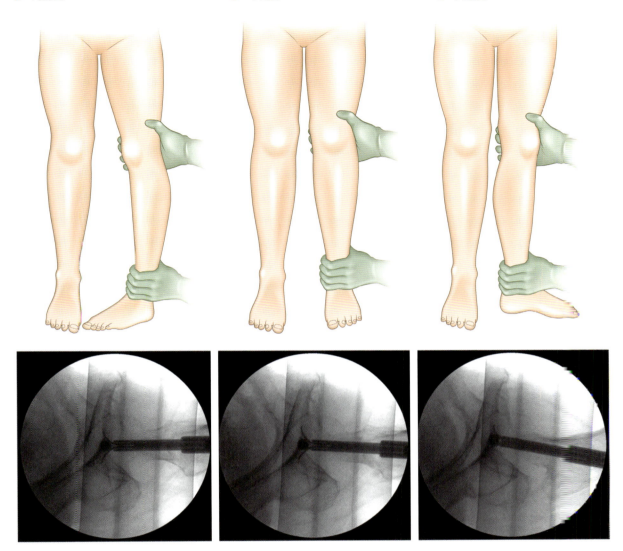

後療法

- 整復固定が十分であれば，即日全荷重を許可して歩行訓練を開始する。
- 強斜骨折の場合は，4〜6週間免荷したほうが無難である。

ワンポイント アドバイス

- 整復位：強斜骨折・前額面剪断骨折の場合は特に，確実なhat-hook positionでの骨性咬合が要求される。骨質が良好ならばノミを使って骨頭にくぼみを作ったり，K-wireでのintrafocal pinningを応用してもよい（図12）。

図12 前額面剪断骨折で確実な骨性咬合を得る方法

a：ノミで骨頭にくぼみを作る

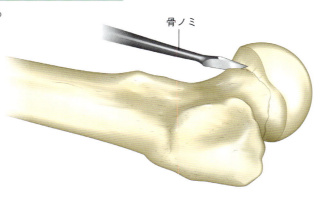

b：Intrafocal pinning

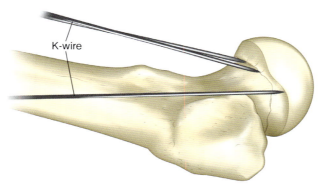

文献

1) 衣笠清人, 西井幸信：大腿骨転子部骨折に対する新しい固定器具Hansson Twin Hook Systemの利点と欠点. Hip Joint 2007；33：523-7.
2) 衣笠清人：Hansson twin hook systemを用いた高齢者大腿骨転子部骨折の治療. 骨折 2007；29：334-7.
3) 衣笠清人 監. Omega Plus Ti Twin Hook, Operative Technique. 東京. Stryker社. 2015.

大腿骨転子部骨折に対する short femoral nail法

板橋中央総合病院整形外科　久留隆史

適応病態

① いわゆる逆斜骨折を除く，大腿骨転子部骨折のすべてが適応である。
② 典型的な大腿骨転子部骨折であるが，前方の基本骨折線が転子下まで及ぶ骨折に対してshort nailを選択する場合は，骨質などを考えて総合的に判断する。骨質に不安があればlong nailが望ましい。すなわち，逆斜骨折と転子下骨折は，short femoral nail（SFN）の適応外である。

術前シミュレーション

起
- 術前準備
  - 骨折線の走行の把握：3D-CT撮像することが望ましい
  - 適切な長さのネイルを準備
- 手術体位
  - 牽引手術台にて仰臥位
  - X線透視（イメージ）を準備
- 皮切
  - 適切な位置と長さ
- 後外側骨片の整復
  - 大きな後外側骨片は仮整復しておく
- エントリーポイントの決定
  - イメージでAP viewとtrue lateral viewで決定

承
- ネイル挿入
  - 用手的な挿入が望ましい。ハンマーで叩くときは骨折に注意して
- 直接的整復操作
  - 前下方の骨性コンタクトを得る

転
- ラグスクリュー挿入
  - 髄外型を維持したまま挿入
- コンプレッション操作
  - 脆弱な骨質の場合は慎重に。コンプレッション操作が完了するまでK-wireを保持して髄外型を維持しておく

結
- 横止めスクリューと創閉鎖
  - Static positionに1本設置

典型的な大腿骨転子部骨折は，靱帯性関節包停止部に沿って生じる基本骨折線と，転子部領域に生じる二次骨折線からなる骨折である（図1）[1〜3]。さらに，転子間部を水平もしくは逆斜方向に向かって走行する骨折線を合併するきわめて不安定な骨折（いわゆる逆斜骨折）を含めて，大腿骨転子部骨折と診断される（図2）[4]。

図1 大腿骨転子部骨折の基本骨折線と二次骨折線

実線が基本骨折線，点線が二次骨折線を示す

a：内側から見た図

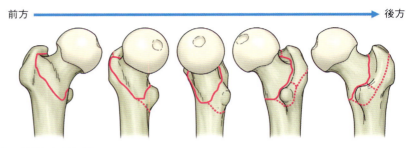

b：外側から見た図

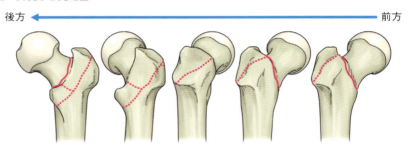

図2 大腿骨転子部骨折の3D-CT分類

基本骨折線（a）で主分類され，二次骨折線（b）で亜分類されている

a

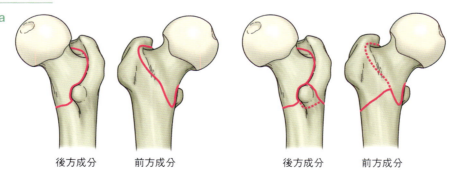

Type 1：典型的な転子部骨折…転子間線に沿った骨折　　Type 2：逆斜骨折…水平もしくは逆斜の骨折線を合併

b

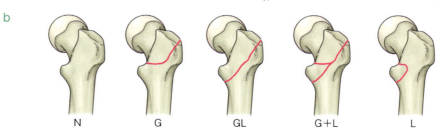

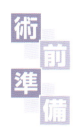

①3D-CTを撮像して骨折線の走行を確認しておくことが重要である。

　大腿骨転子部の前面には転子間線に沿って腸骨大腿靱帯が付着しており，その走行に沿って基本骨折線は存在している。腸骨大腿靱帯付着部より遠位に骨折線が存在すると，骨頭骨片は前方に跳ね上がり髄外型となりやすい。対照的に，腸骨大腿靱帯付着部よりも近位に骨折線が存在すると，骨幹部骨片は後方へ落ち込んで髄内型となりやすい。術中の整復方法をあらかじめ予想しておくことが大事である。

　二次骨折線は梨状筋付着部と外側隆起の間に存在し，大転子を通り小転子へ向かって走行している。特に大・小転子が一体となったGL type（バナナ骨片）では後外側部での不安定性を生じやすいため，エントリーポイント作製の際に後外側骨片の仮整復が必要になる。さらに，バナナ骨片ではラグスクリュー挿入部と骨折線がつながる危険性が高いので注意が必要である。前方は小殿筋付着部，後方は中殿筋前方線維付着部，末梢は外側広筋付着部からなる無名結節を二次骨折線が走行している場合は，高率にラグスクリュー挿入部骨折を生じることを念頭に入れて手術に臨む(図3)。

②SFNの太さと頸体角，およびエントリーポイントを予測しておく

　対側が正常なら，正常大腿骨を参考にして適合するインプラントのサイズを検討しておく。

　大転子頂部の形態には個人差があるため，股関節正面X線像でエントリーポイントを予想しておく。わが国で市販されているSFNは，ラテラルベンディング3〜4°のインプラントが多い。AP viewではネイル軸から約6〜7mm外側がエントリーポイントとなるため，あらかじめ大転子頂部のどの辺りと一致するのかを確認しておく。

　SFNの太さは通常，髄腔径10mmで十分であるが，骨質が悪く髄腔の広い症例では12mm程度のものを選択する。頸体角は症例ごとに判断するが，ラグスクリュー挿入部骨折を起こさないためにはできるだけ遠位からラグスクリューを入れるほうが有利なので，頸体角130°を使用することが多い。

図3 無名結節と二次骨折線との位置関係
無名結節を二次骨折線が通過している場合，高率にラグスクリュー挿入部骨折を生じる

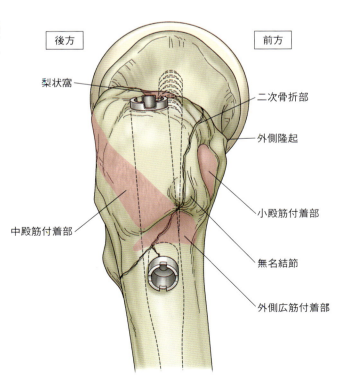

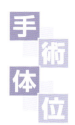

① 牽引手術台で膝蓋骨がほぼ真上にくるように股関節の内・外旋を調整し，内・外転中間位，屈曲・伸展中間位でまっすぐに引っ張る。やや内転位にするほうがネイルの挿入は容易であるが，全体的なアライメントが崩れるようであれば無理に内転位をとる必要はない。

② 対側股関節は屈曲・外転・外旋位とする。外科用イメージ（Cアーム）が入りやすいように，屈曲・外転・外旋はやや強めにしておく（図4a）。

③ AP viewとtrue lateral viewが基本となるため，特にtrue lateral viewでのイメージの管球の方向をあらかじめ把握しておく（図4b）。術中の各ステップに応じて，通常の軸写像であるcross table lateral view（図4c）と使い分けることが重要である。

> **Advice** 牽引は過牽引気味に
> ● アライメントは大まかに合わせるぐらいで，牽引は過牽引気味にしておく。髄外型への整復の際に，過牽引のほうがエレバトリウムを挿入しやすい。ただし，術中のコンプレッション操作時に牽引を緩めることを忘れないようにする。

図4 **手術体位**

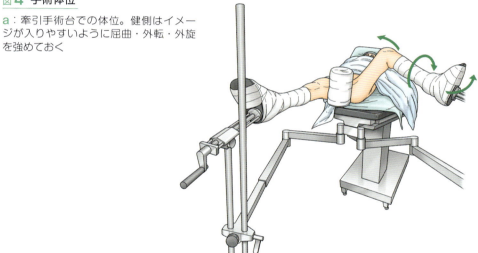

a：牽引手術台での体位。健側はイメージが入りやすいように屈曲・外転・外旋を強めておく

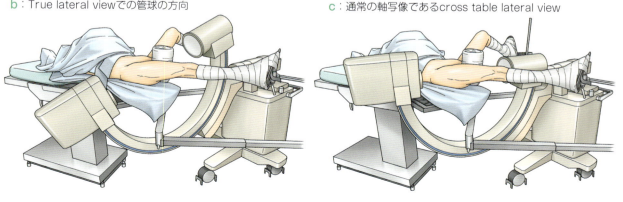

b：True lateral viewでの管球の方向

c：通常の軸写像であるcross table lateral view

皮切～
エントリーポ
イントの決定

皮切（図5）

大転子近位端から2横指中枢、そこからさらに近位へ2横指分移動した位置から皮切を開始する。後外側骨片を整復する場合は、少し末梢寄りから大きく展開する。

後外側骨片の整復

大きな後外側骨片は後方に落ち込んでいるため、そのままの位置では骨折部からネイルが挿入されてしまう（図6a）。そうなると後外側骨片はさらに後方へ押しやられて、矢状面でのスウィングモーションにおける不安定性が生じてしまう。大きな後外側骨片に整復鉗子で仮整復して、後のエントリーポイントの作製に備える（図6b）。

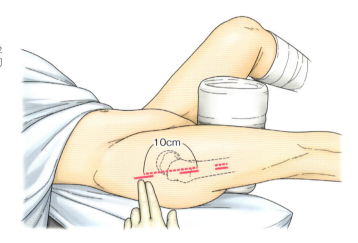

図5 皮切
実線は通常の皮切を、点線は後外側骨片を整復したときの皮切を示す

図6 後外側骨片の整復
a：骨折部から挿入された髄内釘。大きな後外側骨片が後方に押し出されて転位している

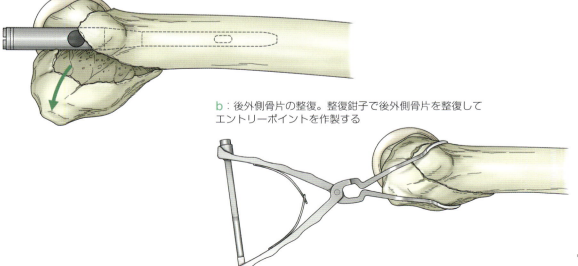

b：後外側骨片の整復。整復鉗子で後外側骨片を整復してエントリーポイントを作製する

エントリーポイントの決定（図7）

　AP viewで近位大腿骨軸の延長線上から外側に約6〜7mmの位置が，正面でのエントリーポイントである．同部位にガイドピンの先端を保持した状態で，true lateral viewを観察する．True lateral viewにて頚部最狭部幅の前方から6対4の位置が側面でのエントリーポイントである．このポイントからネイルを挿入すると，近位大腿骨軸に沿ってネイルを挿入することができる．

> **Advice** 近位大腿骨軸と骨頭中心が一直線に並ぶtrue lateral viewが大事
> ● 実際に設置されるインプラントの中心軸が存在する平面，すなわちインプラント設置平面をとらえていることになる（図8）．

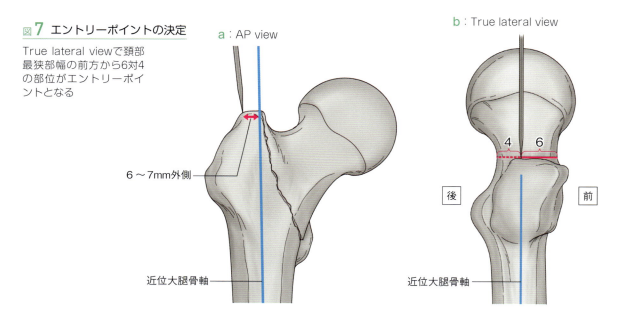

図7 エントリーポイントの決定
True lateral viewで頚部最狭部幅の前方から6対4の部位がエントリーポイントとなる

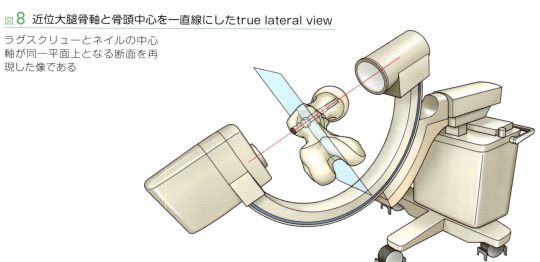

図8 近位大腿骨軸と骨頭中心を一直線にしたtrue lateral view
ラグスクリューとネイルの中心軸が同一平面上となる断面を再現した像である

ネイル挿入

ネイル挿入〜直接的整復操作

ガイドピンを中空オウルの中に通してエントリーポイントに骨孔を空け，髄内に長いガイドピンを大腿骨遠位まで挿入する。

フレキシブルスターターリーマーで近位部を開窓し，選択した適切なネイルを挿入する。適切な深さまでネイルを挿入したら，ターゲットデバイスが次の直接的整復操作の邪魔にならないようにネイルを床側に回旋しておく（図9a）。

後外側骨片を整復した際は，この時点で整復鉗子を除去しても後外側骨片は安定している。

直接的整復操作：前内下方で骨性コンタクトを得る

スライディング機構をもつデバイスを使用する場合，骨片同士で骨折部を支えることが重要である。前内下方の皮質骨は分厚く強固なので，この部分で骨折部を支えることでオーバーテレスコーピングを防ぎ，カットアウトなどの合併症を減らすことができる。

骨頭骨片が骨幹部骨片に対して前方に跳ね上がる髄外型の転位の場合は，用手的もしくはエレバトリウムやツールによる直接的な押し込みで整復する。骨頭骨片が骨幹部骨片の髄内に入り込む髄内型転位の場合は，牽引などの間接的整復では術中に解剖型に整復固定されたと思っても，術中・術後に髄内型に再転位することはよく経験することである。そのため，やや過矯正気味になる程度の髄外型に直接的整復を加えることが重要である。

直接的整復操作のルートには，外側のラグスクリュー挿入部の切開を利用して整復するパターンと，前方に新たに切開を加えて整復するパターンの2つがある[5]。新たな侵襲を加えない点では，まずラグスクリュー挿入部から整復する方法が試みられるべきであろう。本稿では，外側のラグスクリュー挿入部からエレバトリウムで骨頭骨片を髄外型に整復する方法について解説する。

まず腸脛靱帯を切開すると，腸脛靱帯の直下に外側広筋が露出する。続いて腸脛靱帯を上方によけて外側広筋の表層に指をすべり込ませ，骨折部の転子間線を直接指で触れて転位を確認する（図9b）。すなわち，エレバトリウムの挿入ルートは外側広筋の表層で大腿筋膜張筋の深層を通って骨折部に至るルートである。なぜこのルートから整復を試みるかというと，続いて留置するK-wireを保持したままラグスクリューを設置する際に，ターゲットデバイスの邪魔にならないためにはこのルートが最適であるからである（図10）。外側広筋の深層から挿入すると，K-wireが外側広筋に押さえ込まれてターゲットデバイスと干渉して邪魔になる。

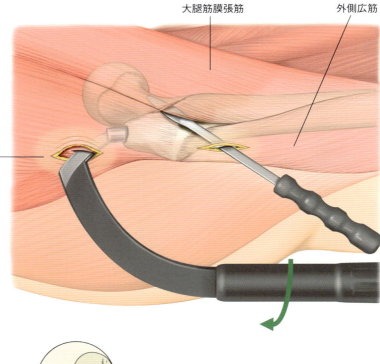

図9 直接的整復操作のルート

a：ターゲットデバイスが直接的整復の邪魔にならないように，ネイルを床側に回旋しておく．直接的整復では外側広筋の表層で大腿筋膜張筋との間からエレバトリウムを挿入する

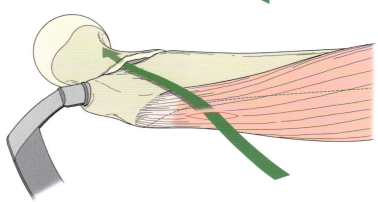

b：エレバトリウムの挿入ルート

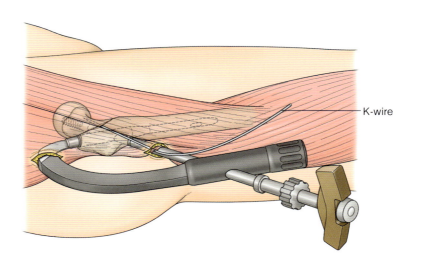

図10 ラグスクリュー挿入時

K-wireはターゲットデバイスの上に乗るように保持できる．邪魔なら上向きに曲げておく

過外旋→エレバトリウムで髄外型へ→K-wireをすべり込ませる→中間位に戻す（図11）

やや過牽引した下肢を過外旋位にすると，骨折部が開きエレバトリウムの挿入が容易となる．イメージのcross table lateral viewで観察しながら，エレバトリウムを骨折部から挿入して近位骨片を持ち上げる．そこに1.8mm径のK-wireを通常1本すべり込ませて皮質骨1枚分の髄外型を維持したまま，過外旋させていた下肢を中間位に戻す．これを忘れると骨幹部骨片が骨頭骨片に対して外旋した肢位で固定されるため，ラグスクリューの挿入が困難となる．必ず膝蓋骨が真上を向くように下肢の回旋を元に戻すことに留意しなければならない．

図11 K-wireの挿入

a：股関節を過外旋して骨折部を開大させる

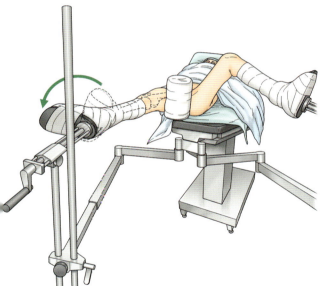

b：エレバトリウムで骨頭骨片を持ち上げる

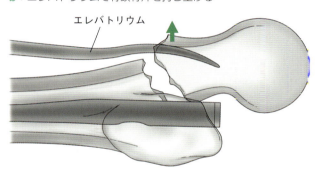

c：1.8mm径のK-wireを留置して，皮質骨1枚分の髄外型とする

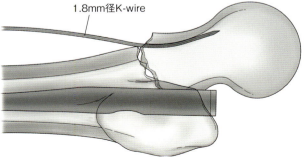

d：膝蓋骨が真上を向くように股関節回旋中間位に戻す

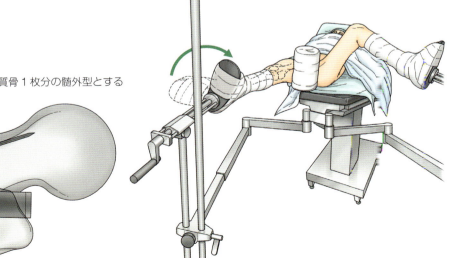

> **Advice** 骨片組み換え用中空エレバトリウムが便利
> - エレバトリウムの中を通してK-wireを挿入できる中空のエレバトリウムが便利である。しなりを利用して皮質骨1枚分のオーバーラップを獲得しやすいように，1.8mm径K-wireを骨折部に挿入している（図12）。

図12 中空のエレバトリウム

a：エレバトリウムを挿入したままK-wireを挿入できる

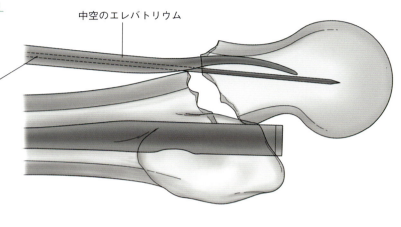

b：骨片組み換え用中空エレバトリウム[AM01-001（本体＋打ち込み器）]
（画像提供：株式会社アルファメッド）

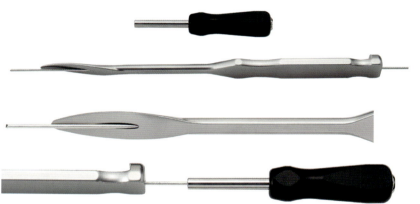

c：K-wireを挿入した後，ハンマーで叩いてエレバトリウムを抜く

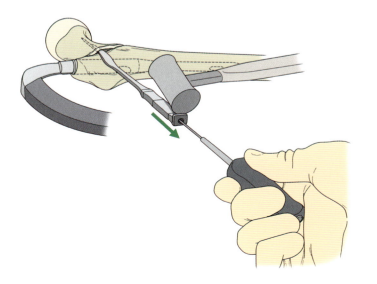

ラグスクリューの設置

ラグスクリューの設置〜コンプレッション操作

ここでは必ずK-wireを保持したままラグスクリューを挿入する。

AP viewとtrue lateral viewで骨頭中心に向かうcenter-center positionをねらって，ガイドピンをイメージ下に軟骨下骨まで挿入する。正確にガイドピンを挿入できたら適切な長さのラグスクリューをできるだけ軟骨下骨近くまで挿入する。この時点では，牽引台の過牽引により骨折部が少し離開している可能性がある。続いて行うコンプレッション操作で生じる短縮を考慮して，少し短めのラグスクリューを選択することがスクリューの外側への突出を防止するのに有用である。

> **Advice** True lateral viewで骨頭中心をねらう
> - ネイルの中心軸と骨頭中心が一直線に並ぶようにイメージを合わせることが重要である。
> - True lateral viewでは，ラグスクリューは頚部後方寄りを走行しているように見えるが，3D-CT像を内下方から見るとほぼ中央寄りを走行しているのがわかる（図13）。

図13 True lateral viewで骨頭中心をねらう

True lateral viewでは，ラグスクリューは頚部後方寄りを走行しているように見える（a）。しかし，3D-CT像を内下方から見るとほぼ中央寄りを走行している（b）

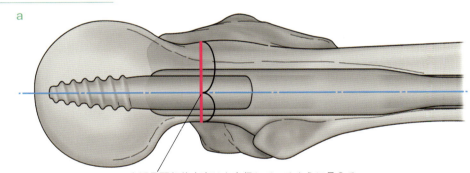

a 大腿骨頚部後方寄りを走行しているように見える

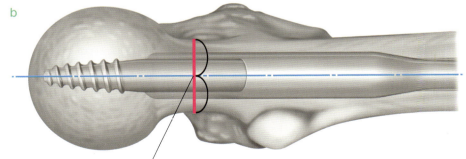

b 内下方から見ると，大腿骨頚部のほぼ中央を走行している

コンプレッション操作

　コンプレッション操作とは，ラグスクリューガイドスリーブが外側骨皮質を押し込むことで生じた力の反作用により，ラグスクリューを引き込みながら骨頭骨片を骨幹部骨片に引き寄せる操作である．ラグスクリュー挿入部の骨皮質が温存されていることが前提条件であるため，ラグスクリュー挿入部骨折を起こしている症例は適応外である．

　ラグスクリュー挿入後，最初に牽引を緩める（図14a）．イメージのcross table lateral viewで確認しながらコンプレッションデバイスを回し，引き寄せる抵抗を感じながらコンプレッション操作を進める．外側骨皮質が脆弱だと，ラグスクリューガイドスリーブが外側骨皮質を貫通してネイルに衝突するまで進み続けるため注意が必要である．コンプレッション操作時にはイメージのcross table lateral viewで圧着状況を確認しながら行い，めり込みやバックアウトのリスクがあればあまり無理しないことが勧められる．その後，セットスクリューを設置して次の操作に移行する．

> **Advice**　コンプレッション操作が完了するまでK-wireは保持しておく
> - 早く抜きすぎると髄内型に再転位する危険性があり，遅く抜きすぎるとコンプレッションの妨げとなるため臨機応変な対応が必要である．術中に骨頭骨片を骨幹部骨片の上に乗せきることが重要である（図14b）．

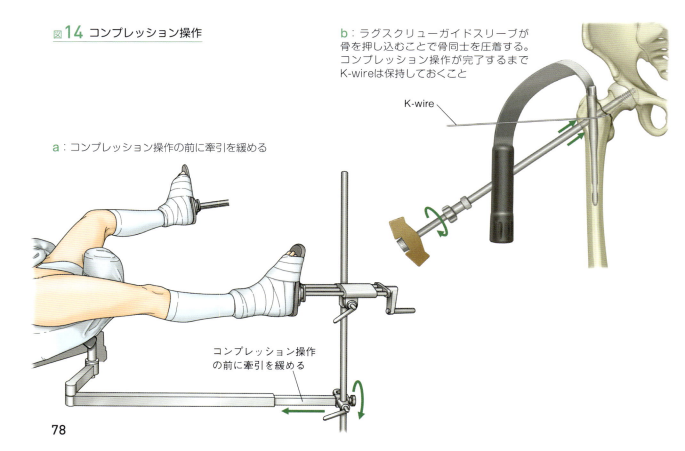

図14　コンプレッション操作

a：コンプレッション操作の前に牽引を緩める

b：ラグスクリューガイドスリーブが骨を押し込むことで骨同士を圧着する．コンプレッション操作が完了するまでK-wireは保持しておくこと

> **Advice**
> ● True lateral viewとcross table lateral viewを上手に使い分けよう。インプラント設置に関して骨頭中心を参考にする際にはtrue lateral viewで，直接的整復操作の際の前内下方の観察にはcross table lateral viewで確認すること（図15a, b）。

図15 True lateral viewとcross table lateral viewの使い分け

a：True lateral viewのイメージ画像。最も突出した部分は外側隆起である。前内下方の咬みこみ部分は観察できない

b：Cross table lateral view。前内下方の咬みこみ部分がよく観察できる

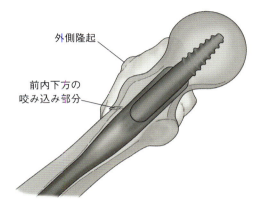
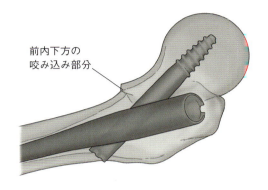

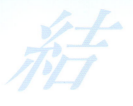

横止めスクリュー
～創閉鎖

横止めスクリュー

新たな切開を加えて横止めスクリューを挿入する。基本的にはstatic positionに1本挿入すれば十分である。必要ならエンドキャップを挿入する。

創閉鎖

十分に洗浄して層々縫合で創閉鎖を行う。筋膜縫合をしっかりと行えば，ドレーン留置の必要はない。

ワンポイント アドバイス

- 大腿骨転子部骨折を合併症なく治療するには各ステップにおける手順を順序よくこなしていく必要がある。術中に，a）下肢の過外旋位，b）直接的整復操作，c）中間位に戻す，d）ラグスクリュー挿入，e）コンプレッション操作時に牽引を緩めるなど，多くの手順が必要となる。その際には外回りのメディカルスタッフの協力が不可欠である。とかく手術手技に夢中になっていると忘れがちなので，術中は多職種間で確認しながら手術を進めることを推奨する。

後療法

原則的に術翌日より全荷重を許可する。ベッド上にて患肢の挙上訓練，足関節背底屈運動を術後早期から行い，深部静脈血栓症の予防を行う。

術後にX線コントロールを定期的に行い，髄内型への再転位や過度のオーバーテレスコーピングが生じた場合は，後療法を遅らせるなどの慎重な観察が必要である。

文献

1）久留隆史，加納利哉，大本武児．大腿骨転子部骨折の一次（基本）骨折線．骨折 2016；38：824-9．
2）大本武児，久留隆史，加納利哉．3DCTを用いた大腿骨転子部骨折の二次骨折線の検討．骨折 2016；38：1050-3．
3）中野哲雄．高齢者大腿骨転子部骨折の理解と3D-CT分類の提案．MB Orthop 2006；19：39-45．
4）加納利哉，久留隆史，大本武児ほか．大腿骨転子部逆斜骨折の骨折線．骨折 2016；38：1054-8．
5）久留隆史．大腿骨転子部骨折の髄内型を髄外型に組み替える方法．別冊整形外科 2016；70：77-81．

大腿骨転子部骨折に対する cephalomedullary long nail法

岡山大学大学院医歯薬学総合研究科運動器外傷学講座　野田知之

適応病態

基本的にはショートネイルでは遠位の固定性に不安の残る下記の症例に適応となるが，近年では他の不安定型症例にも適応拡大されつつある。骨端線閉鎖前の小児例や大腿骨高度変形例，髄腔高度狭小例などは適応外である。

① 不安定型大腿骨転子部骨折（AO/OTA分類[1]31A2）で，骨折線が小転子下縁を越えて遠位へさらに波及（約3cm以上）している症例。
② 不安定型大腿骨転子部骨折（AO/OTA分類[1]31A3）。
③ 大腿骨転子部から転子下，もしくは骨幹部に及ぶ複合もしくは二重骨折。
④ 大腿骨転子部病的骨折（骨転移など）。

術前シミュレーション

術前準備
- 骨折型評価（単純X線像，CT）
- 健側にもテンプレートを用いてロングネイル挿入可能かどうかを検討する

手術体位
- 仰臥位，牽引手術台使用
  ① 患側をやや内転位とし，健側を開排位とする
  ② シザーズポジション（オプション）

牽引による整復
- 股関節軽度屈曲・内転・内旋位で牽引
- 髄内型の場合は整復操作を試みる
- 間接的整復の効果も確かめておく

皮切
- 大転子頂部やや近位で大腿骨軸に沿う（近位骨片の転位に注意）

深部展開
- 大腿筋膜張筋をしっかり切離する

整復（観血的整復も含む）
- 不安定性の強い症例では小切開や骨折部展開による直接的整復を行う
- 転子下骨折要素の強い症例ではワイヤリングの併用も考慮する

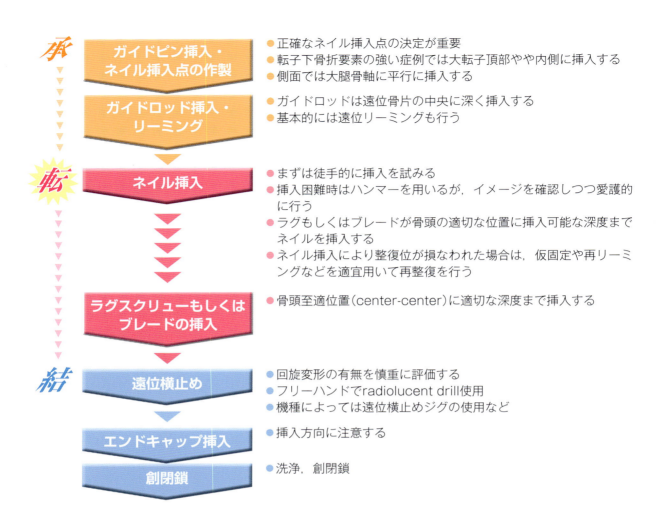

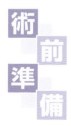

①単純X線像とCTによる術前評価が重要である。ショートネイルで治療可能な一般的な大腿骨転子部骨折に対する評価（単純X線写真にて宇都宮分類[2]，生田分類[3]，3D-CTにて中野分類[4]など）を行う．これに加えて，骨折線の遠位骨片への波及範囲なども把握しておく．

②転子下骨折要素の強い症例では，主骨片同士や小転子を含んだ内側骨片の観血的整復操作（＋ワイヤリングなど）が重要となってくるため，それらの操作が必要な部位について術前にしっかり検討しておく．

③健側の大腿骨正面ならびに側面像を反転したものにテンプレートを用いて作図し，予定インプラントの挿入が可能か，さらには至適位置にラグスクリューもしくはブレードの挿入が可能かどうかを検討して術前作図をしておく．髄腔狭小例では適切なリーミングにより挿入可能となるかどうかを検討し，場合によってはプレートへの変更も考慮する．

④インプラントの頸体角選択については，基本的には健側へのテンプレーティングを行って，至適位置へのラグスクリューもしくはブレードの挿入に際して，より適合性のよい頸体角のインプラントを選択する．筆者は健側頸体角に応じた125°もしくは130°のインプラントを用いている．機種によって髄内釘のベンディングポイントも異なるため，インプラント細部の適合性の検証のためにも，ロングネイルではなおいっそう術前作図の重要性を強調したい．

①牽引手術台を使用し，仰臥位で行う(図1a)。

②まず健側のセッティングの前に，透視装置を用いて膝関節正面像(膝蓋骨が正中に対応した大腿骨近位部正面像の画像を保存しておき，術中の回旋整復の指標とする。

③患側股関節を中間〜軽度屈曲位，軽度内転位，中間〜軽度内旋位とし，適度に牽引する。牽引手術台で行うこれらの操作や整復確認は非常に重要であり，手術はこの段階からスタートしているといっても過言ではない。そのため，手術手技の項でさらに詳述する。健側は開排位として，患肢との間から透視装置を入れる。

④男性では，陰茎や陰囊が股間支柱に挟まれて圧迫を受けていないかを確認する必要がある。牽引しても靴型から足部が抜けないよう留意する。患側下腿には静脈血栓症予防ストッキングを履かせ，健側には間欠的空気圧迫装置を装着する。

⑤透視装置で，正面像，軸射像，ならびにtrue lateral view(大腿骨の骨軸と頭部軸が一直線にみえる側面像，通常は上述のイメージ挿入で地面と平行から10〜20°足らずのことが多い)の三方向がよくみえることを確認しておく。

⑥その他の体位としてはシザーズポジションがある(図1b)。この体位は，両下肢はほぼ平行で，患側股関節をやや内転・屈曲，健側股関節は伸展位として側面像での画像の重なりを避け，正確な遠位側面像が得やすい(大腿骨の遠位横止めが容易)という特徴がある。図1aの体位では遠位横止め時に患側を外転位に移動する必要があるため，粉砕骨折症例では短縮が起こり得る。本体位では牽引台のセッティングの変更なしに遠位横止めを行うことができるため有利である。一方で，近位部分の画像は不鮮明な場合もあり，転子部骨折の軸射などでの整復確認には不利といえる。

図1 体位

a：仰臥位

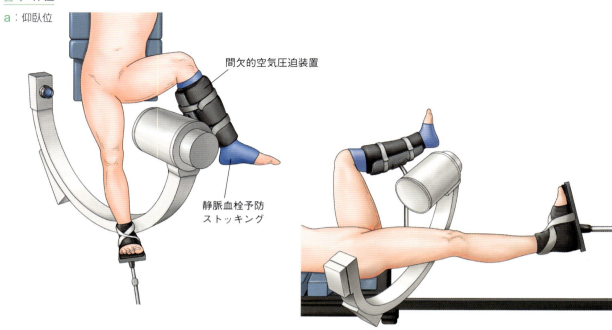

間欠的空気圧迫装置

静脈血栓予防ストッキング

b：シザーズポジション

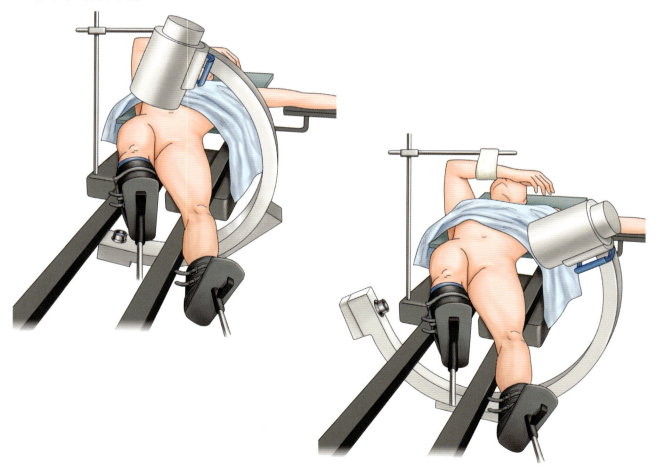

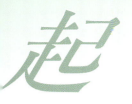

牽引による整復

牽引による整復〜整復

　患側股関節を中間〜軽度屈曲位，軽度内転位，中間〜軽度内旋位とし，適度に牽引をかける。まずはこの適度の牽引下での整復状態を評価するが，股関節内・外旋操作によって近位骨片と遠位骨片が連動して動くかどうか，また近位骨片のスパイクが「髄外型」「髄内型」のいずれに分類されるかなどをチェックしておく。

　最初の適度の牽引下で髄内型と分類される場合には，徒手整復も試みる。いったん股関節を外転・外旋して近位骨片のスパイクのかみ込みを解除し，その後に内旋，中間〜軽度内転位にして整復の効果を確認する（図2a）。また，AO/OTA分類31A3などの転子下骨折要素の強い症例の場合，近位骨片は屈曲・外転・外旋転位を起こすので（図2b），遠位骨片をこれにできるだけ合わせるように屈曲・外旋位に遠位部分を固定する場合もある。さらに，骨折部での前方凸変形や後方凸変形が強い症例では，これを整復するよう透視下に骨折部を前方から手で押してみたり，後方から持ち上げたりして整復効果を確かめておく（図2c）。

　ただし，これらの間接的な整復操作だけでは良好な整復位が得られない症例も少なからず存在する。そのような症例には，術中に後述する直接的整復操作を行う。

Advice 遠位骨片の牽引や内・外旋に連動した近位骨片の動きに注目！
● 近位骨片と遠位骨片が連動して動く場合は，遠位骨片を牽引，内旋しても回旋変形は起こりにくいが，連動しない場合は不安定性がより強いことが予想され，近位骨片と遠位骨片の関係をより考慮した整復手技が必要である。

図2　整復

a：徒手整復

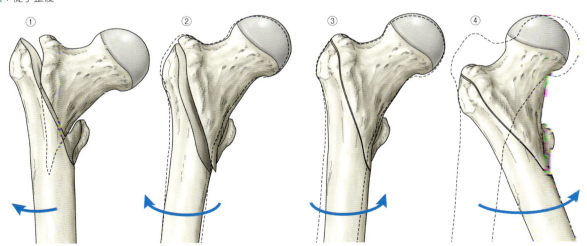

①②：外転・外旋して近位骨片のスパイクのかみ込みを解除する
③④：内旋，中間〜軽度内転位にして整復の効果を確認する

図2 整復（つづき）

b：AO/OTA分類31A3など転子下骨折要素の強い症例での転位

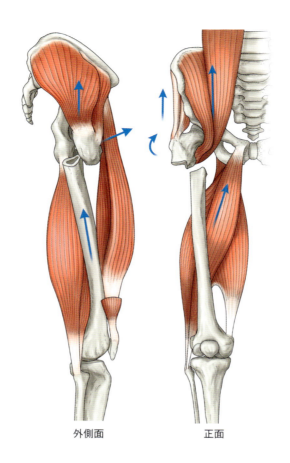

外側面　　　　　正面

c：角状転位が強い症例での間接的整復確認

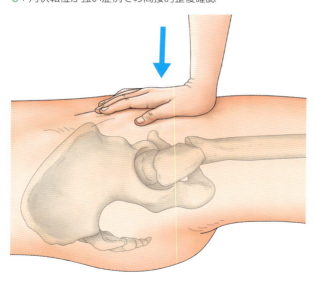
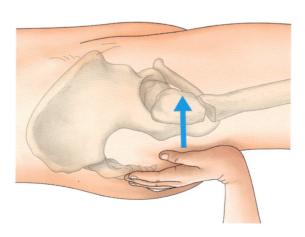

前方凸変形症例　　　　　後方凸変形症例

皮切（図3）

透視正面像では大転子頂部のレベル，ラグスクリューやブレードの挿入方向を確認し，側面像では大腿骨軸と頚部軸を確認してマーキングしておく。大腿骨軸の延長上で大転子頂部よりやや近位に約3cmの皮切をデザインする。

深部展開

皮下同切し，大腿筋膜張筋も同様に切開する。中殿筋は線維方向に分割し，大転子頂部のガイドワイヤー挿入部に至る。

整復（観血的整復も含む，図4a〜c）

先述した間接的整復操作で良好な整復位が得られた場合は，このままガイドピン挿入に進む。

転位が残存，整復位不良症例においては，近位骨片へのガイドピン挿入自体が困難かつ不正確となるため，正確なガイドピン挿入ポイント設定のためにも良好な整復位を得ておくことが望ましい。特に近位骨片が転子部の髄腔内に陥入している「髄内型」は，いずれの分類においても術後過度telescopingや骨癒合不全といったトラブルが発生しやすいと

図3 皮切

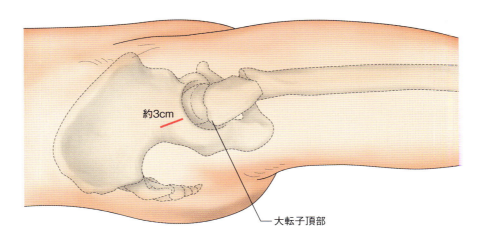

大転子頂部

図4 直接的整復

a：ローマンクランプによる第3骨片の直接的整復（左），curved elevator（DepuySynthes社）あるいはエレバトリウムによる組み替え整復（右）

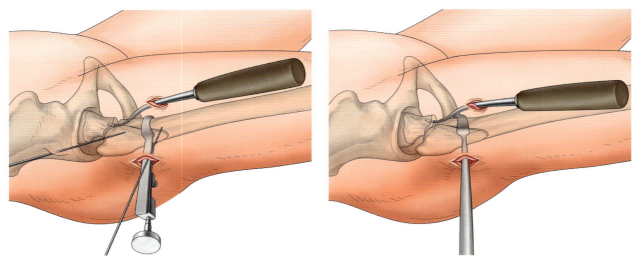

b：スライディングリダクションクランプ（DepuySynthes社）による直接的整復

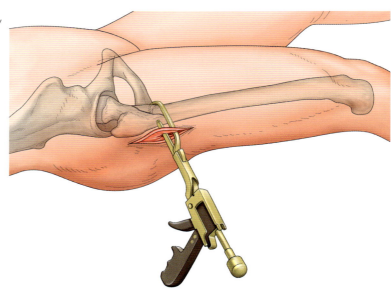

c：経皮ワイヤーパッサー（DepuySynthes社）

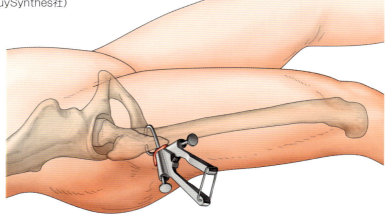

されているため，近位骨片の前内方スパイクが遠位骨片の前方皮質骨を乗り越えて整復される「one-cortex over reduction」を目指すことが重要である．骨折部前外方に小支点を加えてK-wireもしくはエレバトリウムなどを骨折部に挿入し，Kapandji法の要領で髄外型に整復する．

さらに，ロングネイルが適応となる転子部骨折では，強大な内反応力にさらされる転子下骨折の性格を強くもった症例も多く含まれているため，転子下部分における第3骨片も含めた正確な整復も必要とされる．これに対しては，ラグスクリュー/ブレード挿入部分に該当する皮切を5～8cm程度に広げて，クランプやワイヤリングによる直接的整復を行う．近年では，これらの操作を低侵襲に行う器具も開発されてきている．ワイヤリングは骨膜血行を障害するおそれもあるため必要最小限(1，2個)を心がけ，インプラント最終固定後に安定と判断すれば抜去する場合もある．

Advice

腸骨大腿靱帯の剥離
- 腸骨大腿靱帯の前内方部分付着部を剥離しなければ，髄外型への組み替えが達成されない症例もある．この剥離操作は，ラグスクリュー/ブレード挿入部分の皮切をやや拡げて，そこからエレバトリウムなどを挿入して行う．

ガイドピン挿入・ネイル挿入点の作製

ガイドピン挿入・ネイル挿入点の作製〜ガイドロッド挿入・リーミング

　透視正面像で大転子頂部もしくはやや外側に，側面像で大腿骨軸の延長上（大転子上では中央もしくはやや前方）にネイル挿入点を設定する．この挿入点の設定に際しては正確な位置確認が不可欠であり，近位骨片を中間〜軽度内旋位に保って大転子頂部の見え方を明瞭化するなどの操作も重要である（図5a）．

　ガイドピンを小転子下の十分な深さまで挿入する（挿入点より約15cm程度）．

　ネイル挿入孔の作製はフレキシブルリーマーなどで行うが，骨折部での開大発生や近位骨片の内方転位を予防する目的で，hollow reamer（中空リーマー）の使用が最近は推奨されている（図5b）．

Advice　骨孔作製時の留意点
- 転子下要素の強い骨折型では近位骨片の内反転位を防止するために大転子頂部やや内側にネイル挿入点を設定する（図5c）．
- 骨孔作製時には中枢骨片の外側をしっかり削るように，プロテクションスリーブともどもリーマーをしっかり内側に押し付けて挿入孔を作製するように心がける．

図5　ネイル挿入点・孔の作製
a：ネイル挿入点作製時のtips．ケリー鉗子先端などを用いて前方より小転子を内旋させるように力を加えて，近位骨片を中間〜軽度内旋位に保って大転子頂部の見え方を明瞭化し，ガイドピン挿入が正確に行えるようにする

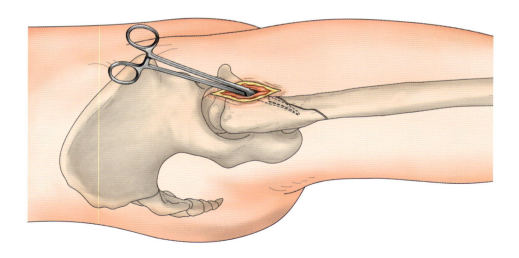

図5 ネイル挿入点・孔の作製（つづき）

b：Hollow reamerならびにネイル挿入孔の作製

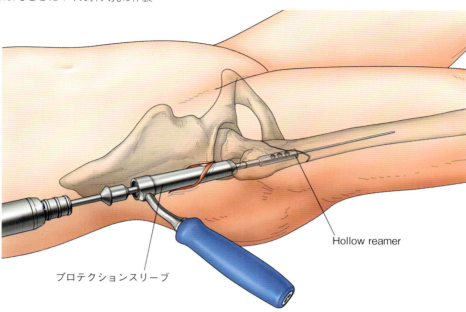

プロテクションスリーブ

Hollow reamer

c：転子下骨折要素の強い症例のネイル挿入点

大転子頂部やや内側に
ネイル挿入点を設定する

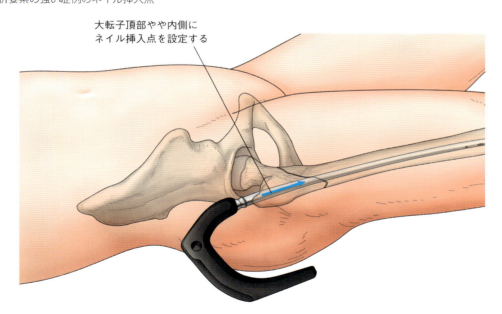

ガイドロッド挿入・リーミング

　転位が残存するときは，骨折部を徒手整復しながら玉付きガイドロッドを遠位骨片の中央部，できるだけ遠位まで挿入する。

　ネイル径に選択肢がなく，髄腔径と明らかに差があって挿入可能と考えられればリーミングなしでネイル挿入する場合もあるが，基本的には適切な髄腔径と長さまでジェントルリーミングを行う。

　使用予定ネイル径よりさらに1mmもしくは1.5mmのオーバーリーミングを施行する（図6）。

図6 リーミング

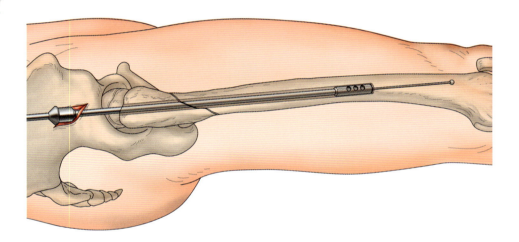

ネイル挿入

ネイル挿入〜ラグスクリューもしくはブレードの挿入

　ネイルを挿入しはじめるときは，大転子頂部から髄腔へスムースに入るよう，インサーションハンドルの持ち手を上方に向けてネイルの前弯を利用しながら挿入していく。ネイルを進めるにつれて，徐々にインサーションハンドルに回旋を加え，持ち手が外側を向くようにしていく（図7a）。できるだけ徒手的に挿入するが，場合によっては愛護的にハンマーを使用する。決して暴力的に叩き込んではならない。

　骨折部と髄腔峡部通過時にはイメージを使用し，続発性骨折や転位増悪など不具合が生じていないことを確認する。ブレード/ラグスクリューが至適位置に挿入可能と判断される深度までネイルを挿入する。

図7　ネイル挿入
a：インサーションハンドルの持ち手の向きを変えながら挿入していく

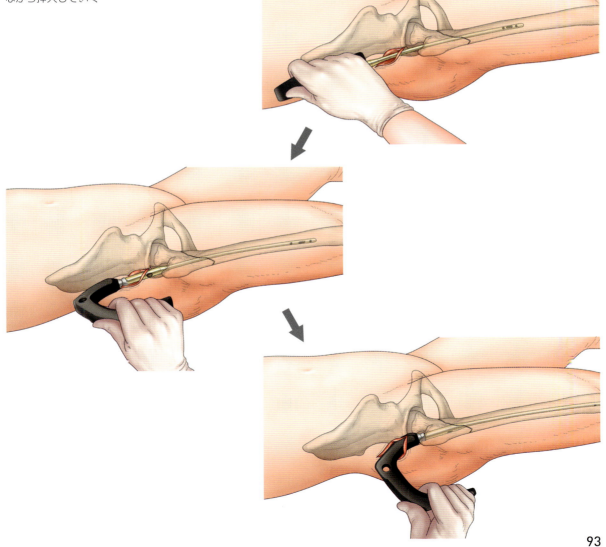

図7 ネイル挿入（つづき）
b：ネイル挿入後の再整復中の透視像

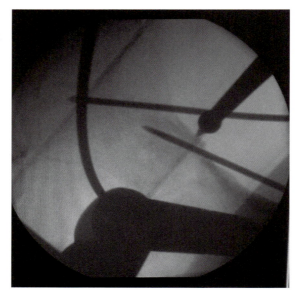

Advice 　場合により再整復
- ネイル挿入により，それまで良好に保たれていた整復位が損なわれる場合もある．ネイル挿入後に再度，先述した間接的整復操作やエレバトリウムによるKapandji法などで再整復を試みる．それでも整復困難な場合は，ネイルをいったん抜去して再整復し，ネイル挿入に干渉しない位置でK-wireやクランプなどで仮固定し，良好な整復位を保って再挿入する（図7b）．

ラグスクリューもしくはブレードの挿入

　エイミングアームにプロテクションスリーブを通して，その進行方向の外側皮膚に約2～3cmの皮切を加える．皮下，腸脛靱帯を同切し，外側広筋は鈍的に線維方向に分け，プロテクションスリーブを大腿骨外側骨皮質に接触させる（図8a）．
　ガイドワイヤーを骨頭に挿入してイメージで位置を確認するが，その理想的な位置は透視正面像，側面像いずれも骨頭内で中心である（図8b，正面像でごく軽度の下方設置は許容）．側面像でのガイドワイヤー骨頭内位置の評価は，true lateral viewを用いたほうがより正確とされる．骨折部が不安定，もしくは骨頭の回旋が危惧される場合には，別のガイドワイヤーやK-wireでさらに仮固定を行う場合もある（図8c，e）．
　ラグスクリューの場合は，専用ドリルで予定挿入長までドリリングし，ブレードの場合は外側骨皮質を専用ドリルで開窓する（骨質が良く挿入困難なときは，挿入長をドリリングする場合もある）．挿入深度については，ラグスクリューの場合はその先端位置が骨頭軟骨下骨0～5mm以内を目標とするが，ブレードの場合は骨頭穿破の防止の意味も含めて5～10mmとやや抑えめにする（図8d）．
　ラグスクリューはインサーターに取り付け徒手で挿入，ブレードはインパクターに取り付け途中まで徒手で，その後はハンマーで軽く叩きながら完全に挿入する（図8e）．近年の機種は，ラグスクリュー/ブレードの回旋ロック機構をもつものが多く，完全締結後にわずかに緩めるなど，各インプラントの使用法に従って回旋防止を行う．

> **Advice** ドリリングならびにラグスクリュー/ブレード挿入中の透視確認は必須！
> - ドリリングならびにラグスクリュー/ブレード挿入はそれらの先端位置やガイドワイヤー先端位置を透視で注意深く確認しながら行う。わずかなねじれでガイドワイヤーの先端位置が内方に移動することもあり、骨盤内穿孔による大量出血の危険性もあるため慎重に行う必要がある。

図8 ラグスクリュー（ブレード）の挿入

a：プロテクションスリーブを大腿骨外側骨皮質に接触させる

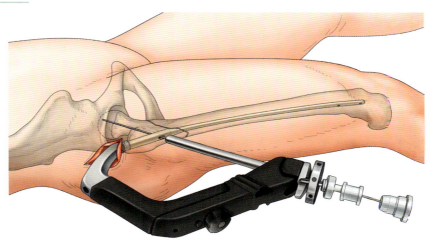

b：ガイドワイヤーの挿入

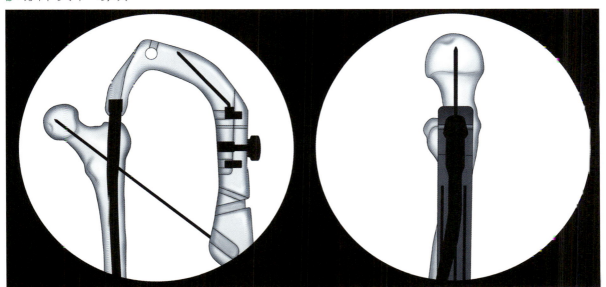

図8 ラグスクリュー(ブレード)の挿入(つづき)

c：仮固定(オプション)

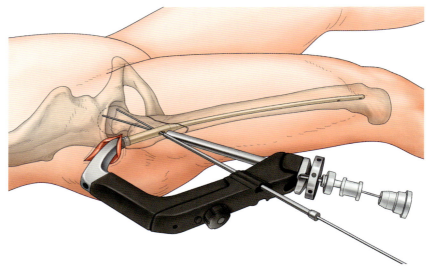

d：ラグスクリュー/ブレードの挿入

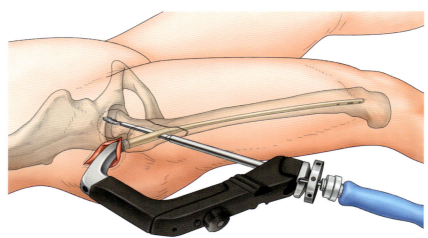

e：ラグスクリュー/ブレード挿入時の透視画像

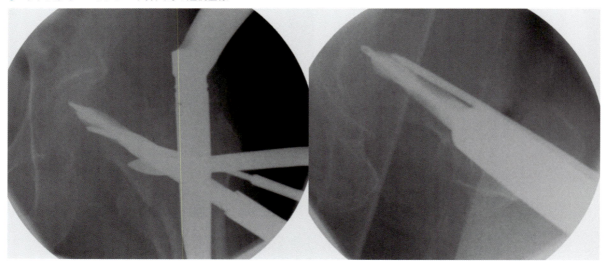

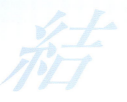

遠位横止め

遠位横止め〜創閉鎖

　遠位横止めの前に，ネイルの回旋と長さの確認を行う。膝関節を正面とした大腿近位部の形を，術前に記録した健側の形に合わせるようにする（小転子が最も基準となりやすいが，骨折している場合もあるため近位部全体で評価する）。近位骨片と遠位骨片の骨皮質の幅も回旋により変化するため，これを揃えるように留意して回旋を調整する。

　遠位横止めはフリーハンドで行うことが多いが，通常の体位（図1a）では健側が邪魔になって正確な側面像を得ることが困難であり，患側を外転位にする必要がある。粉砕骨折例ではこの操作により短縮することもありうるため，外転後に再度牽引を調整してからネイルの回旋と長さのチェックを行う。AO/OTA分類31A3の横骨折や逆斜骨折では，遷延癒合や偽関節の可能性を減じるために，骨折部のgapを残さないように留意する。

　遠位横止めホールが正円にみえるように透視装置を調整してradiolucent drillを用いてドリリングし，遠位横止めスクリューを挿入する（図9a）。ほとんどの機種でstatic lockingかdynamic lockingかの選択が可能であるが，筆者らはstatic lockingで最低2本のスクリュー挿入を基本としている。

　近年では，遠位横止め用のジグ（図9b）やセンサーによるスクリュー挿入などが，放射線被ばく低減のために利用されてきている。

図9 ラグスクリュー（ブレード）の挿入
a：遠位横止めホールが正円にみえるように調節し，radiolucent drillを用いてドリリングする

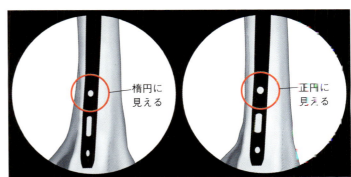

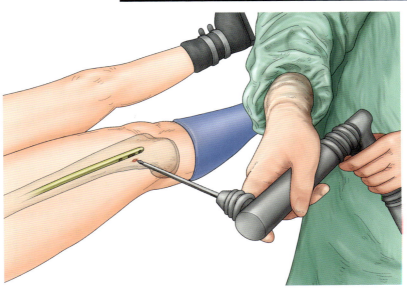

図9 ラグスクリュー(ブレード)の挿入(つづき)
b：遠位横止め用ジグ(SureLock distal targeting device, DepuySynthes社)

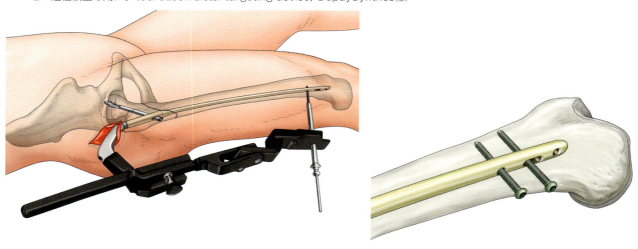

エンドキャップ挿入

　適切な長さのエンドキャップをネイル近位端の方向を意識しながら挿入する(図10)。遠位横止めのために患肢を外転した場合は，再度内転すると挿入しやすい。

　最後に，透視で整復状態，インプラントの設置状態(ラグスクリュー/ブレードの先端位置や深度，遠位横止めの位置や長さなど)を再確認する。

創閉鎖

　洗浄後，各層を縫合する。直接的整復のために骨折部を大きく展開した場合を除き，ドレーンは基本的には留置していない。
　ドレッシング除去後に下肢の回旋，長さを最終チェックする(図11)。

図10 エンドキャップ挿入

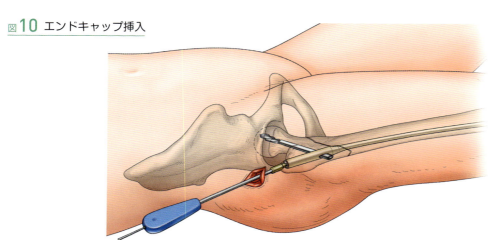

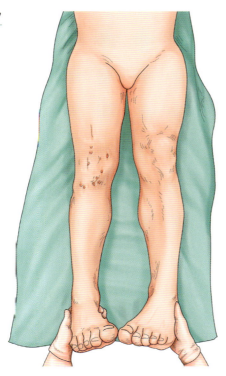

図11 最終チェック

基本的には，術後可及的早期から疼痛に応じて荷重歩行を許可している。

内固定後も骨性支持が得られずに骨折部が不安定な場合は，荷重歩行訓練のみ2〜3週待機して，過度のtelescopingや整復位損失，インプラント移動などが起こっていないことを確認してから荷重歩行開始としている。

ワンポイント アドバイス

- AO/OTA分類31A3ではほとんどの症例に，同分類31A2でも不安定性が高度と考えられるタイプには手術適応が拡大される傾向にある。髄腔峡部を少し越える長さのミドルネイルとの使い分けについては議論の残るところで意見は一致していない。
- ロングネイルの適応となるものは，転子下や骨幹部に骨折が及ぶ不安定な症例が多いため，ネイルやラグスクリュー/ブレードの挿入部が骨折部にかかり，安易な挿入は骨折部の開大や整復位損失を引き起こす危険性も高い。直接的な整復操作も駆使して，正確な挿入点の作製や骨性支持の獲得を心がける。
- ロングネイルではショートネイルに比べて，直接的な整復操作や肢位の調整，側面像を含めたイメージチェックがより頻回になり，手術時間の延長や術野の汚染など感染リスクも高まるため，適切な手技や手順による手術時間の短縮など感染予防に努める。

文献

1) International Comprehensive Classification of Fractures and Dislocations Committee. Fracture and Dislocation Classification Compendium—2018. J Orthop Trauma 2018；32：S33-44.
2) 宇都宮啓, 井原成男, 鈴木聖裕. 大腿骨転子部骨折の分類法－近位骨片と遠位骨片の回旋転位に注目して. 整・災外 2005；48：1561-8.
3) 生田拓也. 大腿骨転子部骨折における骨折型分類について. 骨折 2002；24：158-62.
4) 中野哲雄. 高齢者大腿骨転子部骨折の理解と3D-CT分類の提案. MB Orthop 2006；19：39-45.

大腿骨ステム周囲骨折に対するORIF

金沢医科大学医学部整形外科学　廣村健太郎, 兼氏　歩

適応病態

大腿骨ステム周囲骨折においてはDuncanら[1]の提唱するVancouver分類（図1）が広く用いられており，本骨折の治療アルゴリズムの基準とされることが多い。そのうちORIFの適応となるのは，
① Vancouver分類 type B1, type C
② Vancouver分類 type B2, type B3のうち，超高齢者や全身状態が不良のため再置換術が困難な症例
としている。

術前シミュレーション

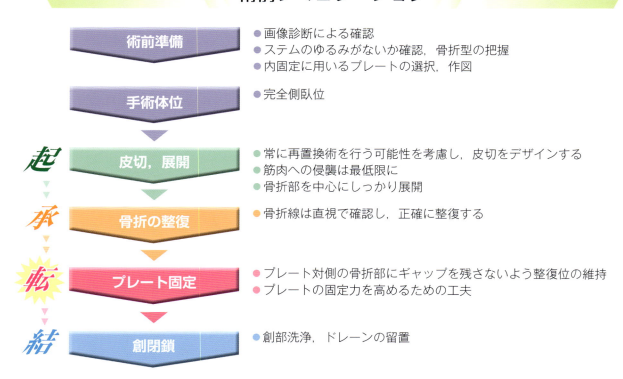

術前準備
- 画像診断による確認
- ステムのゆるみがないか確認，骨折型の把握
- 内固定に用いるプレートの選択，作図

手術体位
- 完全側臥位

起　皮切，展開
- 常に再置換術を行う可能性を考慮し，皮切をデザインする
- 筋肉への侵襲は最低限に
- 骨折部を中心にしっかり展開

承　骨折の整復
- 骨折線は直視で確認し，正確に整復する

転　プレート固定
- プレート対側の骨折部にギャップを残さないよう整復位の維持
- プレートの固定力を高めるための工夫

結　創閉鎖
- 創部洗浄，ドレーンの留置

図1 Vancouver分類：骨折型

Type A：転子部での骨折　　Type B：ステム周囲の骨幹部に骨折線を認める　　Type C：ステム先端より遠位側の骨折

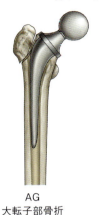
AG
大転子部骨折

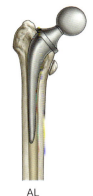
AL
小転子部骨折

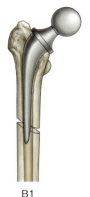
B1
ステムのゆるみを伴わない骨折

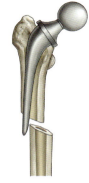
B2
ステムのゆるみを伴う骨折

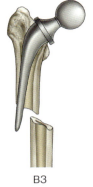
B3
ステムのゆるみがあり，残存する骨量が乏しい骨折

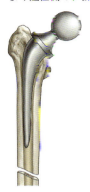

術前準備

①高齢者に多い骨折であるため，既往歴と内服薬の確認を行い，全身状態の評価を行う。
②骨折部の短縮を防ぐため，術前に牽引を行うのが望ましい。
③画像(単純X線像，CT像)から骨折の状態を把握しておく。また，ステムにゆるみを生じている場合には治療方針が大きく変わるため，可能な限りゆるみの評価を行う。受傷直前に大腿部痛などを認めていなかったかどうかなどの聴取や，情報があれば受傷直前の画像で評価することも大切である。受傷時の画像からはradiolucent lineやステムの沈下，傾き，セメント骨折などを評価したり，ステムデザインと骨折部との位置関係からゆるみの評価を行うが，的確にゆるみを診断することは難しい。
④健側の単純X線像を利用して，トレーシングペーパーにX線，挿入されているインプラント，骨折線を転写したものにプレートのテンプレートを当て，設計図を作製する。
⑤安定した固定性を得るために，プレートの長さや設置位置を十分に検討しておく。また，骨折を整復するためのワイヤリングの必要性や締結する位置なども検討しておく。
⑥術前にゆるみを認めないと診断していても，術中にゆるみが判明することもあるため，再置換術の準備も必要である。そのため，大腿骨ステム周囲骨折の治療では，人工関節と骨折の手術の経験が豊富な術者とともに手術に臨む必要がある。
⑦出血対策として輸血の準備を検討しておく。もちろん過度な出血や血管損傷を起こさないようにすることはいうまでもない。外側広筋をスプリットする際の大腿深動脈貫通枝や筋肉からの出血，ワイヤリングをする際のケーブルパッサー使用時に大腿骨後面での大腿深動脈貫通枝の損傷などには注意を要する。

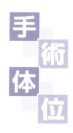

①手術側を上にした完全側臥位で行う(図2)。Vancouver分類 Type Cの場合には，牽引台を使用して仰臥位で手術を行うのも有用である。イメージ操作がしやすく，症例によってはMIPO(minimally invasive plate osteosynthesis)法による固定も可能であり，侵襲の軽減を図ることができる。
②側臥位用の体位支持器は，イメージの妨げにならないよう比較的小型のものを使用するなど留意する。
③腋窩，健側膝下に枕を使用する(神経麻痺の予防)。
④術中深部静脈血栓症予防のために，健側への弾性ストッキングの着用とフットポンプを用いる。
⑤手術側の下肢は股関節以下をフリーとして，股関節を中間位に保持できるよう，膝下に大きな枕を用意する。
⑥イメージの確認を行う。イメージは健側に設置する。
⑦体位設定後に患肢全体をブラッシングする。

図2 手術体位
完全側臥位で行う

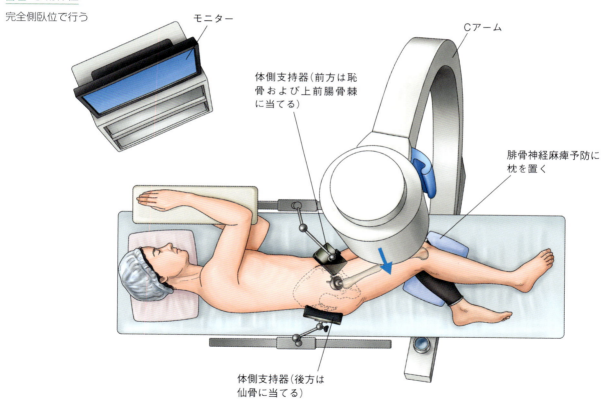

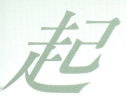

皮切～展開

皮切（図3）

大転子直上より遠位に外側アプローチで展開する（前回の手術時に後方アプローチを行っているようであれば，その皮切に合わせて遠位に延長して行う）。

骨折部付近をしっかり展開できるよう，十分に皮切を行う必要がある。術前にステムのゆるみがないと判断していても，術中にゆるみが判明することもあり，そのまま股関節後方アプローチに移行できるようにしておく。

展開

皮切と同一線上で大腿筋膜と腸脛靱帯の一部を切開し（図4），外側広筋を露出する。大転子にプレートが設置されることを考慮し，近位方向へは中殿筋の付着部を一部，観音開きに切開しておくとプレートを当てやすい。

図3 皮切：外側アプローチ
大転子直上より遠位に外側アプローチで展開する

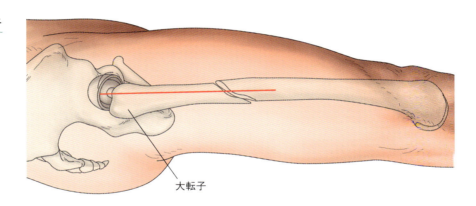

図4 大腿筋膜の切開

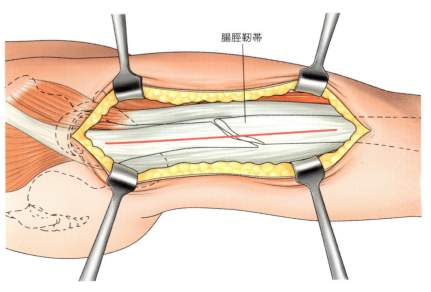

外側広筋を覆う筋膜を切開し（図5），エレバトリウムなどを用いて外側広筋を線維方向に鈍的にスプリットしながら，大腿骨に到達する。大腿深動脈からの貫通動脈の損傷や筋肉からの出血を最小限に留めるため，筋肉はできるだけ愛護的に剥離し，貫通動脈は結紮を行うか，しっかり凝固する（図6）。骨膜はできる限り温存し，剥離は最小限とする。

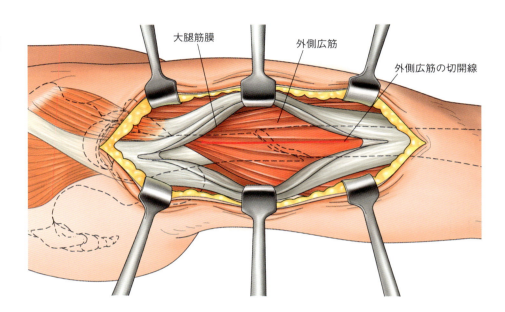

図5 外側広筋の切開

大腿筋膜／外側広筋／外側広筋の切開線

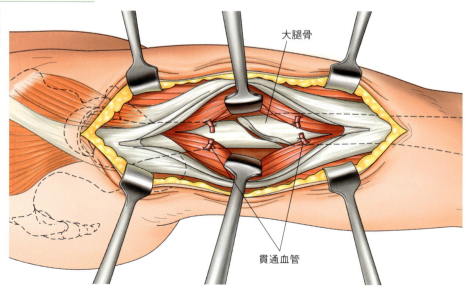

図6 大腿骨の露出，貫通血管の結紮と切離

大腿深動脈の貫通枝を損傷しないよう，愛護的に大腿骨を露出し，骨折部を展開する

大腿骨／貫通血管

骨折の整復，仮固定（図7）

骨折部を確認し，凝血塊や瘢痕組織を鋭匙で除去して新鮮化する．助手に患肢を牽引させて短縮をとったうえで，下肢を内・外旋しながらある程度整復されたところで把骨鉗子を用いて固定を行い，骨片同士を正確に接触させる．この時点でVancouver分類 type Cの場合はラグスクリューを挿入できるが，type Bでは骨折レベルの髄腔内にステムが存在しているため，スクリューやK-wireによる固定が困難であり，ワイヤリングにより仮固定を行う．

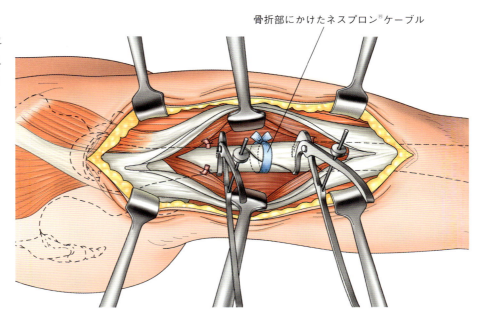

図7 骨折部の整復
近位骨片と遠位骨片をそれぞれ把骨鉗子にて把持し，骨折面を合わせた後，ワイヤリングにて仮固定を行う

骨折部にかけたネスプロン®ケーブル

> **Advice** **整復操作時の注意点**
> - ワイヤリングの際や，把骨鉗子をかける際に，大腿骨後面の大殿筋の付着部などを剥離しなければならないが，大腿深動脈の貫通枝が多数存在しているため，出血には注意を要する。
> - インプラント周囲の皮質骨は菲薄化し，もろい場合も多く，先が鋭的な把骨鉗子で把持すると二次骨折をきたす可能性があるため，面でとらえるような把骨鉗子を使用する。
> - 皮質骨がもろいと，軟鋼線やワイヤーケーブルでのチーズカットが問題となってくる。そのため，ネスプロン®ケーブル（アルフレッサファーマ社，図8）を用いることで締結時の脆弱骨に対する陥凹や折損の危険性を軽減できる。

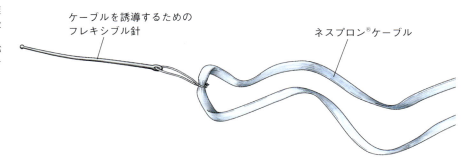

図8 ネスプロン®ケーブル

超高分子量ポリエチレン繊維をテープ状に編組みした非吸収性ケーブルで，厚さ1mm，幅は3mmと5mmの2種類があり，骨に対して面で固定することができる

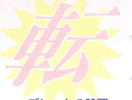

プレートの設置〜
プレートの固定

プレートの設置（図9）

骨折部の整復位が確認できたら，ロッキングプレートによる固定を行う．使用するプレートはLCP-DF（DePuy Synthes社）やNCB®-DF（Zimmer Biomet社）など，患側と反対側用の大腿骨遠位骨折用プレートを上下逆さにして，スプーン部を転子部に当てて設置する．転子部に挿入するスクリューの本数が少なくなるが，人工関節周囲骨折治療用のNCB® Periprosthetic Proximal Femur Plate（Zimmer Biomet社）なども有用である．以前はLCPカーブドブロードプレート（DePuy Synthes社）などが頻用されていたが，近位骨片の固定性を高めるために最近ではこれらのプレートを使用する報告が多くなってきた．

　プレートは近位，遠位骨片ともに，6皮質骨以上のスクリューが挿入できる長さのものを選択する．スクリューの挿入が困難なところにはワイヤーを使用し，ワイヤー1本を2皮質骨と換算する．

　プレートが長くなるほどベンディングが必要となってくる．術中にプレートを当てながらベンディングして調整していくが，術前にどのあたりでベンディングを行っておくかイメージしておくと，スムーズに手術を進めやすい．

図9 プレートの設置
ケーブルなどを併用しながらプレートの設置を行う

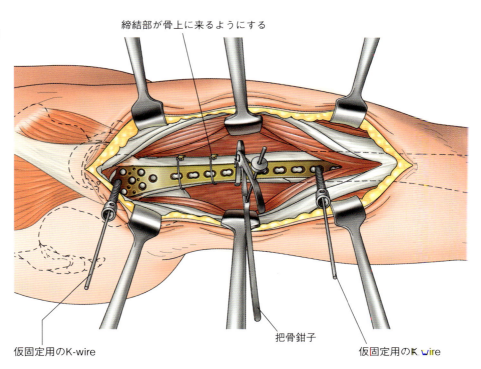

> **Advice** **プレートの固定力を高めるためのポイント：プレートの選択**
> - 固定力を高めるために，なるべく長めのプレートを選択する。
> - monoaxial plateよりpolyaxial plateを使用することでステムにスクリューが干渉するのを防ぐことができるため，有用なこともある。
> - 締結用ケーブルをプレートに固定するためのポジショニングスクリューや，先端がフラットでmonocorticalに挿入できるペリプロステティックスクリューなどが選べる（図10）。

図10 プレートの各種オプション

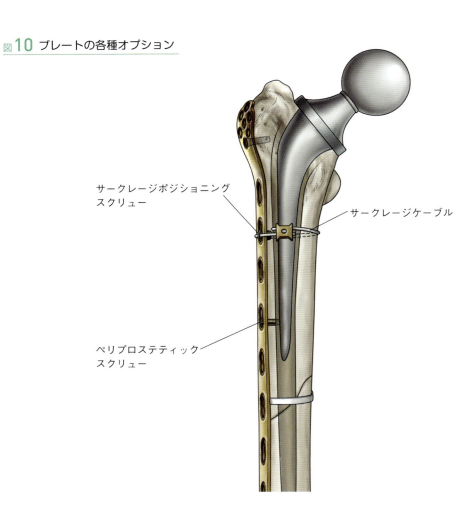

サークレージポジショニングスクリュー

サークレージケーブル

ペリプロステティックスクリュー

プレートの固定

プレートを設置した後，近位骨片と遠位骨片に仮固定を行い，イメージでプレートの設置位置が確認できたら，スクリューを挿入していく（図11）。

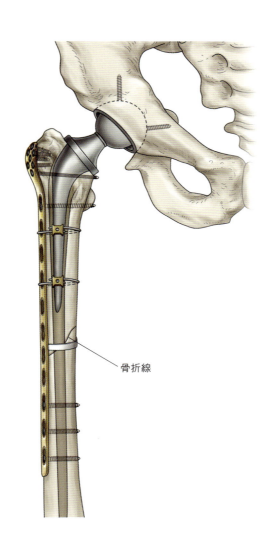

図11 プレートの固定

大腿骨周囲にケーブルを通し，骨に引き寄せて固定する。ケーブルは骨折部よりなるべく離してレバーアームを十分とるようにする。ステムが占拠している骨幹部には，ペリプロステティックスクリューなどのmonocorticalスクリューを使用し，転子部ではなるべくbicorticalにスクリューを挿入する

骨折線

Advice　プレートの固定力を高めるためのポイント：プレートの固定

- 回旋安定性を高めるために，近位骨片に1本でも多くbicorticalにスクリューを挿入する。術前にCTでよく検討し，特に大転子，小転子レベルでステムを避けてスクリューを挿入できるところをみつけておく（**図12**）。
- 大転子部にプレートが設置されるため，プレートが骨にしっかり接していないと術後の疼痛の原因となるため，固定するときはしっかりと圧着させる。可能であれば，骨幹部に引き寄せねじを使用する。
- ワイヤリングに際しては，血流障害の問題があるため2本以上は使用しないことや，過度にトルクをかけて締結しないことを心がける。ケーブルの設置位置は骨折線から距離をとったほうが，レバーアームの関係上，引き寄せ強度が高くなる。

図12　近位骨片に対する固定性を高める工夫

できるだけたくさんの本数のスクリューを挿入し，スクリューはなるべく対側の皮質骨を貫けるよう心がける

a：横断面

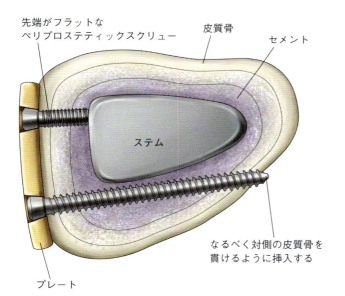

b：正面から見た図

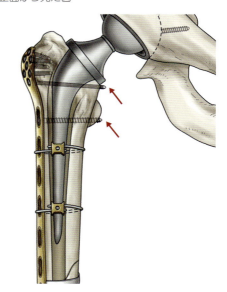

創閉鎖

十分に洗浄した後，筋膜下に持続吸引ドレーンを留置し，外側広筋の筋膜および大腿筋膜を0バイクリル®（Ethicon社）などの吸収糸で縫合し，皮下，皮膚を順に縫合して終了する。

- 術翌日より，大腿四頭筋の等尺性筋収縮運動を開始する。
- ドレーン抜去後より膝関節の屈曲伸展運動をゆっくりと開始していく。
- 単純X線像で骨折部の状態を確認しながら，術後3〜6週で部分荷重を開始，10〜12週で全荷重とする。

文献

1) Duncan CP, Masri BA．Fracture of the femur after hip replacement. Instr Course Lect 1995；44：293-304.
2) 山本健吾，大園健二．人工股関節周辺骨折のタイプ，各種治療法のまとめ．MB Orthop 2014；27：1-7.

膝蓋骨骨折に対するORIF

橋本整形外科クリニック　橋本晋平

適応病態

①膝蓋骨骨折では，関節面における高度な転位を有する症例に手術適応がある。
　※一般に，関節面の転位が3mm以上のstep offである場合に適応とされている[1]。
②開放性骨折
③転位のある粉砕骨折
④膝関節の伸展機能に破綻のある場合

術前シミュレーション

起

| 術前準備 | ● 正確なX線像，正面，側面，軸（尾頭側）
● 粉砕骨辺の詳細な把握のためにCT像を用いる |

| 手術体位 | ● 仰臥位が基本であるが，正確な側面像を術中に確認できるようにすること
● 撮影または透視の準備 |

| 皮切 | ● 骨折部直上の横切開で，膝蓋骨上縁と下縁を十分に展開できる皮切
● または，膝蓋骨直上で正中での縦切開 |

| 展開 | ● 膝蓋骨骨折部へダイレクトに侵入し，膝蓋前滑液包は剥離せず，膝蓋骨支持支帯と脂肪組織の間で上方と下方に展開する
● また，上方端と下方端では，膝蓋骨に停止する大腿四頭筋腱と膝蓋腱を露呈させる |

承

| 整復 | ● 2 part骨折では，膝蓋骨骨把持鉗子にて整復する
● 粉砕骨折では膝蓋骨支持支帯を剥離せず，中央に骨辺を集めるように，膝蓋骨周囲を締結ワイヤーまたはEthibond®によって締結する
● 下極の粉砕が強い骨折型では，下極における骨辺をK-wireなどで固定し，可能な限り2 part骨折の形にして締結する |

転

| 内固定 | ● tension band wiringの基本手技[2]に従って固定する
● 粉砕骨折では，マグヌーソン法[1]，ひまわり法[3]などで周囲から中央へ向けて圧着する |

結	創閉鎖	● 関節内洗浄とドレーンの留置 ● 関節内に小骨片を残さないように確認する
	外固定	● 粉砕が強く，翌日からの可動域(range of motion；ROM)訓練が困難な場合では，伸展位でのギプス固定を行う

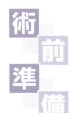

① 膝関節の正面，側面のX線像が必要である（図1，手術適応症例）。
② 粉砕が強い場合は4方向の単純X線像（図2，保存的治療適応例）とともに，CT像で詳細な骨折線を把握することが重要である。
③ 下極の粉砕が強いと接合が困難な場合もあり，膝伸展機能の再建を考慮した内固定を提案する必要がある。

図1 術前X線像
a：正面像
b：側面像

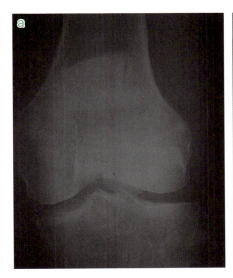
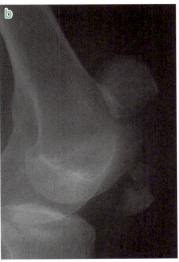

図2 粉砕例
粉砕骨折だが，手術適応とはならない症例
a：正面像
b：側面像

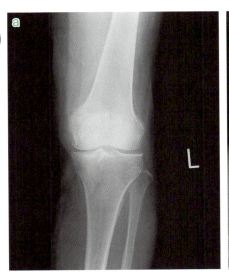
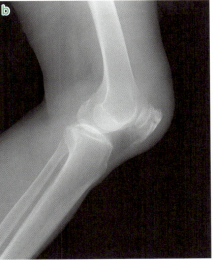

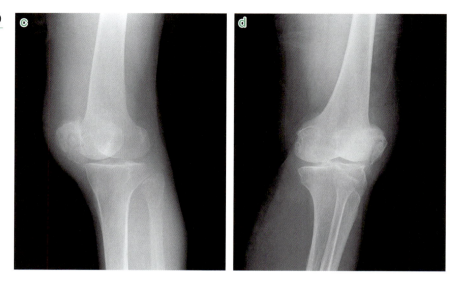

図2 粉砕例（つづき）
c, d：斜位像

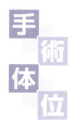

①仰臥位で行う（図3）。

図3 体位

術中にK-wireの深さを確認しやすくする目的で，健側下肢を股関節から伸展するか(a)，患肢全体を挙上して(b)健側の膝がイメージをさえぎらない工夫が必要である

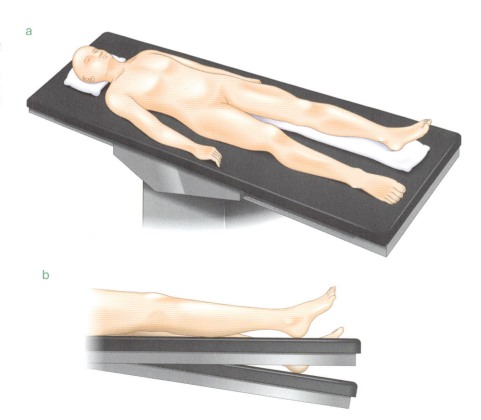

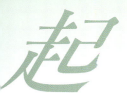

皮切～
展開

皮切（図4）

骨折部直上の横切開で，膝蓋骨上縁と下縁が十分に展開できる皮切とし，少なくとも大腿四頭筋腱と膝蓋腱が十分に確認できるまで展開するよう努める。

展開（図5）

圧挫傷となった皮下脂肪の血流が乏しい場合，脂肪層での剝離は術後に皮膚壊死を招くおそれがあることに注意し，膝蓋支帯の上で展開する。
上下の展開が困難な横切開では，展開を左右に大きくとる。

図4 皮切

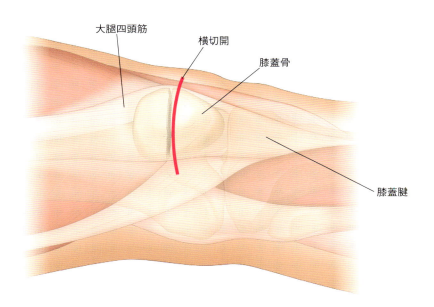

図5 展開
prepatellar bursaの裏面で展開すると，膝蓋腱，大腿四頭筋腱をうまく露呈できる

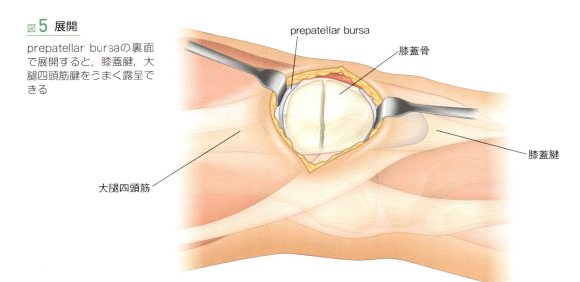

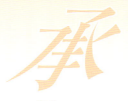

整復

整復

　2 part骨折に対する基本的なtension band wiring手技について記載する。選択するK-wireは通常，1.8mm径または2.0mm径が適している。

　主骨片にパラレルガイドを用いてK-wireを刺入する。この際，主骨片に確実に通すことが重要である（図6）。

　筆者はK-wire刺入を膝関節軽度屈曲位で行っているが，この方法は刺入深度に注意する必要があり，イメージにて確認することが大切である。K-wireを骨折面から刺入後，整復し，逆行性に対側の骨片に刺入することも可能である。この方法は刺入時の深度を骨折面から観察できる利点があるが，ワイヤーを通してから接合を行うため，粉砕骨折では骨片の転位を招く可能性があり注意する。骨片間に正確に圧迫力をかけるためにはtension bandの設置位置が重要であり，そのためにはK-wireをあくまで平行に刺入することが必要である（図6b）。クロスピンニングではスタティックな固定となり，かえって圧迫力を阻害することになる。

図6 K-wire刺入法

a：K-wire刺入法

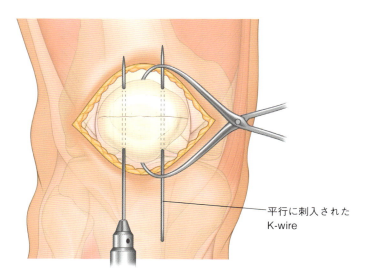

平行に刺入されたK-wire

b：tension bandとK-wireの位置の確認

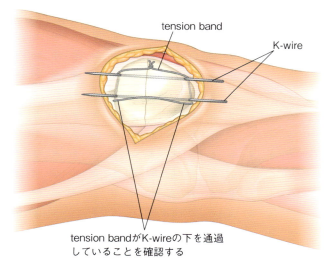

tension band

K-wire

tension bandがK-wireの下を通過していることを確認する

2 part骨折

2 part骨折〜
膝蓋骨下極骨折に対する手技

◀内固定：ワイヤリング手技

使用するワイヤーは1.0〜1.25mmのものが適しているが，著者は比較的太い1.15mmを用いている。ワイヤリングする時点で，X線側面像でK-wireの深度とワイヤーの深度（tension bandが膝蓋骨のK-wireの下方に位置していること）を確認してから，締結作業に移ることが望ましい。

Advice
- 締結に際して重要なことは，ワイヤーは膝蓋骨前面に設置することと，上極と下極ではK-wireの下を通過させて膝蓋腱と大腿四頭筋腱にワイヤーをかけるようにすることである。K-wireに直接ワイヤーをかける手技も勘案されているが，K-wireの深度が浅い場合や骨粗鬆症が重度の症例では骨の破損を招くおそれがあることに留意すべきである。

◀テンションのかけ方

テンションは均一にかけることが重要である。ループの場所を2カ所とる方法と，1カ所とする方法がある。

2カ所で行う場合では1mm径のワイヤーを用いる。膝蓋骨の内側と外側のそれぞれ中央で対角線上にループを設置し，ペンチで吊り上げながら左右を交互にねじ込むと均一なテンションを保持することができる（図7）。

図7 ループ2カ所の場合の締結位置

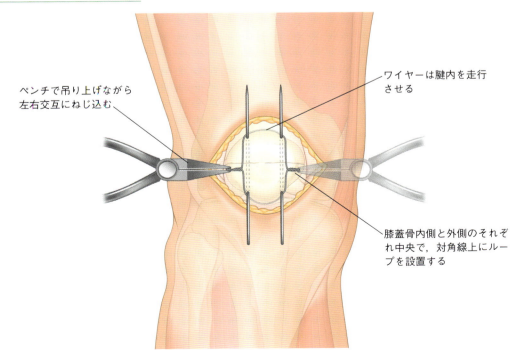

ペンチで吊り上げながら左右交互にねじ込む

ワイヤーは腱内を走行させる

膝蓋骨内側と外側のそれぞれ中央で，対角線上にループを設置する

1カ所でループを形成する場合では，ワイヤーはやや太めの1.15〜1.25mm径を用いるほうがよい．この際，ワイヤー締結器（ボルシャルト）が必要である．この場合も膝蓋骨の内側または外側の中央で行うと均一にテンションをかけやすい．

Advice
- ループの位置は，膝蓋骨の内側と外側のそれぞれ中央で対角線上に設置すると，均一なテンションをかけることができる．
- ワイヤーは他側のワイヤーに巻き付けるのではなく，左右同様に緊張をもって締結することが重要である（図8）．
- ワイヤー締結器を用いる場合では，締結するワイヤーの左側を前方に位置させ，緊張させて締結操作を加えるようにする（図9）．

図8 ワイヤーの巻き付け方

a：適切な巻き付け方

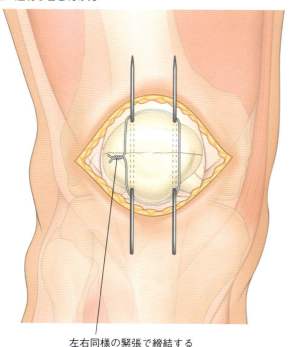

左右同様の緊張で締結する

b：不適切な巻き付け方

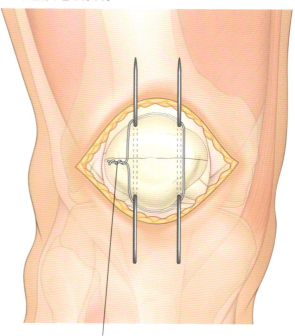

一方のワイヤーに巻き付けている

図9 ワイヤー締結器を用いた締結法：ループ1カ所

a：ワイヤー締結器による方法

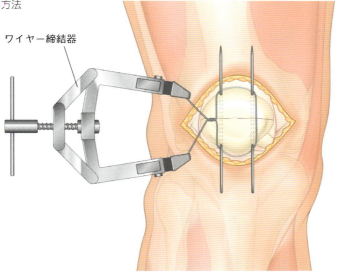

b：ワイヤーの左側を前方に位置させる

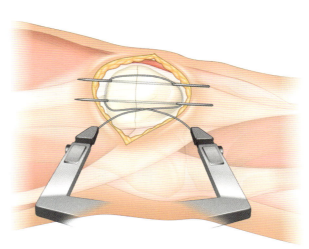

c：ワイヤーを緊張させながら締結操作を加える

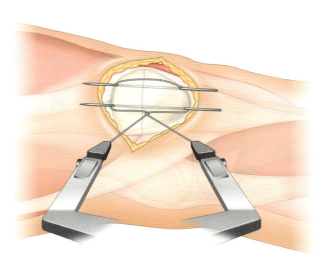

Tension band wiring

図10のように，膝の屈曲運動によって膝蓋骨骨折面に圧縮応力が生じて圧着がかかるワイヤリング手技が，tension band wiringである．屈曲運動を十分に許可できるものが安定した固定といえる．

いわゆる平行ピンのみの固定では離開を生じるが（図11），これにワイヤリングを加えることで，ダイナミックな固定となる．この際のワイヤリングは膝蓋骨の前面にワイヤーが設置されなければならない．

ここで，tension band wiringとならない固定手技について，モデルを用いて説明する．クロスピンニングのみではROM訓練で骨片間に十分な圧着が加わらず，仮にこれにワイヤリングを加えてもクロスピンニングが障害となり，骨片間には強いダイナミックな圧着は加わらない（図12）．さらに，ワイヤーが膝蓋骨赤道面に設置された場合もダイナミックな固定とはならず，骨片間に圧迫は加わらないことに注意する（図13）．

これらがtension band wiringの基本技術であり，十分に理解することが重要である．

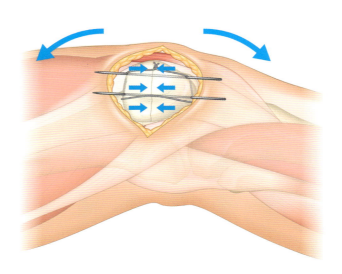

図10 tension band wiring
膝の屈曲運動によって膝蓋骨骨折面に圧縮応力が生じて圧着がかかる．

図11 平行ピンのみを刺入した内固定
a：伸展位．十分な圧迫が加わっている
b：屈曲位．平行ピンのみでは屈曲すると離開を生じる

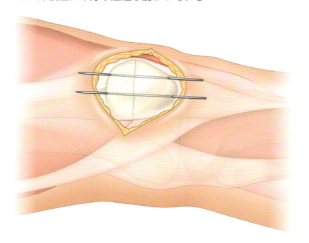
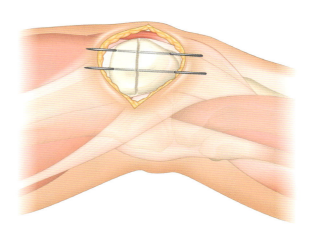

図12 不適切なtension band wiring：クロスピンニングのみの内固定

a：伸展位。十分な圧迫が加わっている

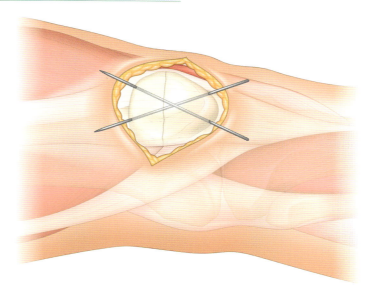

b：屈曲位。骨片間に張力が加わり、離開が生じる

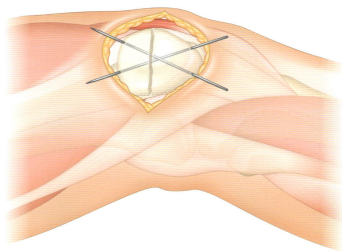

> **Advice**
> - K-wireの逸脱は，tention bandに適切な緊張がかかっていない場合に発生しやすい。また，K-wireの先端処理の不良により，ROM訓練で腱にかかる張力により逸脱する。K-wireが逸脱したときは，再度打ち込み直すか，またはギプス固定によって後療法を遅らせるかを判断する。
> - 大腿側のK-wireが長すぎると，腫脹が低減した場合に刺激痛となって障害を起こすことがあるので注意を要する。K-wireは上極から1.0cm以上の突出を避けるべきである。また，大腿骨側でtensior bandの逸脱を防止するようにループの折り返しを行い，筋内に設置すべきである。

図13 不適切なtension band wiring：膝蓋骨赤道面にワイヤーを設置した内固定

a：伸展位。十分な圧迫が加わっている

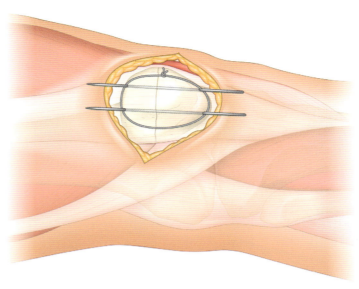

b：赤道面にワイヤーを設置すると，屈曲位では骨片間が離開する

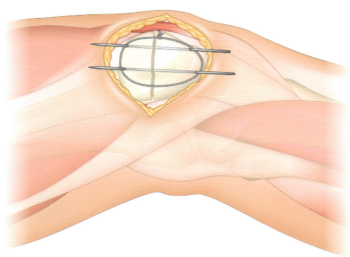

粉砕骨折に対する手技

　粉砕骨折の場合は，螺子固定，ピンニングなど，できるだけ周囲組織との剥離を最小限に留めて形成する（図14a）。

　骨折面を確認し，関節面を合わせて接合する。粉砕骨片で関節面を合わせるときは，膝蓋骨の前面を走行するSharpey線維を温存しつつ展開し，近位と遠位に接合すべき主骨片を形成する。

　近位および遠位骨片を作製したら，これらを一塊として整復鉗子にて左右への転位を強制しつつ把持する。

> **Advice**
> - 赤道面にcircum wireを設置（Payr-Magnuson法）する場合は，筆者は膝蓋骨周囲に設置するように16Gのアンギオカット針を膝蓋骨赤道面の軟部に刺入し，外套を残してワイヤーを誘導している（図14b）。近年は，Ethibond®を用いて赤道面の膝蓋骨締結を行っている。
> - 骨片を一塊としたところで平行にK-wireを刺入し，tension bandを設置する。
> - K-wireは必ず大腿四頭筋腱と膝蓋腱に通すことにしている。ときに8の字締結も考慮することがあるが，大腿四頭筋腱や膝蓋腱自体の強い圧迫を避けることが望ましい。

膝蓋骨下極骨折に対する手技

　膝蓋骨下極骨折で関節面を含む場合は，粉砕骨折の手技とほぼ同様でよいと考えている。しかし，粉砕の強い例では，切除を考慮せざるえない場合もある。その際は，Payr-Magnuson法に従った接合が一般的である。

　腱付着部の損傷ではentesisの再建が必要となり，特殊な再建法ではあるが，膝蓋腱のうち1/3を脛骨結節を含む骨片とともに採取し，これを反転して膝蓋骨に骨溝を作製して膝蓋骨付着部を再建することも可能である。

図14　粉砕骨折の締結法

a：螺子固定，ピンニングなど，できるだけ周囲組織との剥離を最小限に留めて形成する

b：膝蓋骨周囲に設置するように16Gのアンギオカット針を膝蓋骨赤道面の軟部に刺入し，外套を残してワイヤーを誘導する

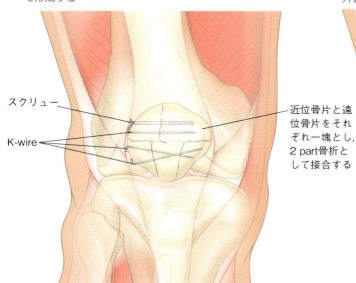
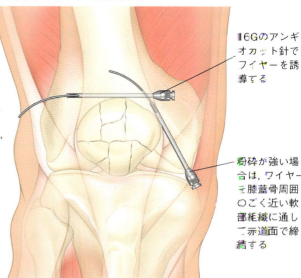

Advice
- 特に下極骨折に認められるが，遠位の骨片の赤道面の骨折を合併して圧潰している場合は，関節面部分の整復を主に行って，膝蓋骨前面に段差をつけたまま接合する．また，この際，tension wire が緊張とともに骨内に咬み込み，遠位骨片を分割する場合が想定され，螺子を遠位骨片に赤道面で分割した骨片を接合するとともに，tension band wireの迷入時のブロックとして設置している（図15）．

図15 遠位骨片の赤道面骨折を合併している場合の接合方法

a：正面から見た図

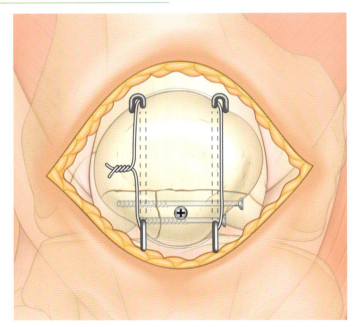

b：側面から見た図

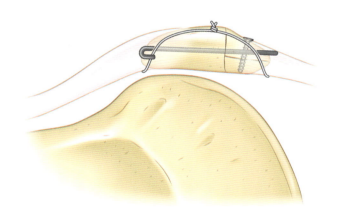

創閉鎖

締結が完了した時点で，X線撮影またはX線透視下で，整復を再度確認する(図13)。締結後，膝の屈曲を行って直視下に骨片の不安定性を確認し，後療法の外固定などを添加する。不安定または粉砕骨折例では，伸展位ギプスを考慮する。

縫合は，可能であれば膝蓋支帯を縫合し，滑液包，脂肪組織，皮膚を順に縫合する。微小な小骨片を関節内に遺残させないように，十分注意を払う。

関節内にドレーンを留置して終了とする。

図16 ワイヤー締結後のX線像
a：側面像
b：正面像

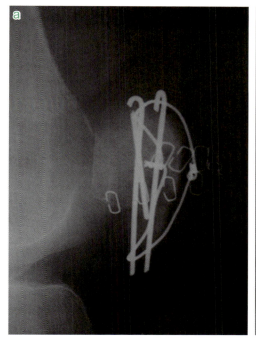
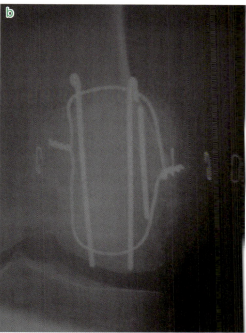

後療法は，可能な限り術後翌日より伸展での歩行を許可する．ただし，深部静脈血栓症（deep vein thrombosis；DVT）の発生に注意する．また，十分な締結，内固定を得ている場合は，ROM訓練を施行する．

関節腫脹が強く，また発赤が強い場合は感染の徴候を見落とす可能性があるので，可能な限り術後は連日，術者が創の観察を行うことが重要である．

疼痛が強い場合は，持続的他動運動装置（continuous passive motion；CPM）などを利用して，疼痛を回避しつつROM訓練を行う．

ROM訓練の目標値の考慮

ROM訓練の目標は，術後2週で屈曲約90°，4週で約120°のROMを獲得できるよう設定し，患者指導することが重要である．

Advice
- ROM訓練では，膝蓋骨を上縁から下方に押し込むように，また膝蓋骨周囲のモビリゼーションを行えるように周囲に設置したピンの先端，ワイヤーの締結部分の処理などに配慮することが重要である．

文献

1）Melvin JS, Karunakar MA. Patella fractures and extensor mechanism injuries. Court-Brown C, Heckman JD, McKee M, et al. Rockwood and Green's Fractures in Adults. 8th edition. Philadelphia：Wolters Kluwer；2015. 2270-302.
2）Nerlich M, Weigel B. Patella. Ruedi TP, Murphy WM. ed. AO Principles of Fracture Management. New York：AO Publishing；2000. 483-97.
3）圓尾明弘，宮 秀俊，田中和具：膝蓋骨骨折に対する観血的治療：Self locking pin and circular wiring ひまわり法．中部整災誌 2003；46：123-4.

脛骨高原骨折に対するORIF

帝京大学医学部整形外科学　小林　誠

適応病態

①脛骨外側関節面に陥没があり，膝伸展位で外反動揺性がある場合。
②脛骨外側関節面に陥没があり，5°以上の外反変形がある場合。
③関節面を直視して整復しプレート固定を行うのは，スプリット＋デプレッションタイプの骨折が対象である。デプレッションのみのタイプは関節鏡を併用してスクリュー固定のみの内固定を行ったほうがよい。

術前シミュレーション

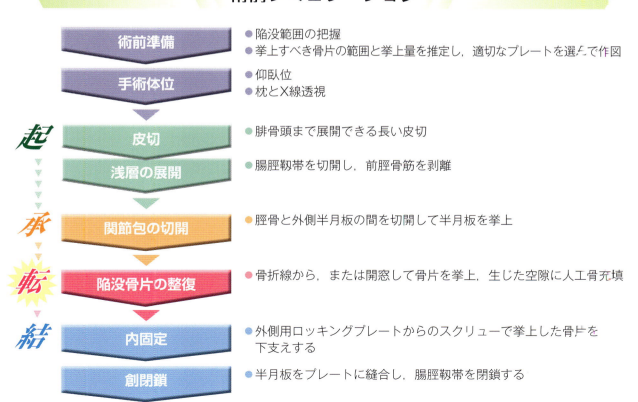

- 術前準備
  - 陥没範囲の把握
  - 挙上すべき骨片の範囲と挙上量を推定し，適切なプレートを選んで作図
- 手術体位
  - 仰臥位
  - 枕とX線透視

起
- 皮切
  - 腓骨頭まで展開できる長い皮切
- 浅層の展開
  - 腸脛靱帯を切開し，前脛骨筋を剥離

承
- 関節包の切開
  - 脛骨と外側半月板の間を切開して半月板を挙上

転
- 陥没骨片の整復
  - 骨折線から，または開窓して骨片を挙上，生じた空隙に人工骨充填

結
- 内固定
  - 外側用ロッキングプレートからのスクリューで挙上した骨片を下支えする
- 創閉鎖
  - 半月板をプレートに縫合し，腸脛靱帯を閉鎖する

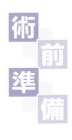

①患側のCTを撮影し，矢状面と冠状面の再構成スライス，3D再構成（図1）し，3D再構成で大腿骨を除去し脛骨関節面を上からみられる画像を作成する。

②挙上すべき骨片がどこにあり，必要な挙上量がいかほどであるか見積もる。陥没骨片に厚みがあって付着した海綿骨が豊富であれば，陥没骨片だけを挙上すればよい。しかし多くの場合，陥没骨片に付着した海綿骨は薄いので，陥没骨片だけを挙上したのではふらふらして安定性がない。そこで健常な海綿骨を陥没骨片と一緒に挙上して安定性をもたせる。

③スプリットした骨片を開いて，骨折線（fracture window）から陥没骨片に到達すればよいのか，自分で骨皮質に開窓して陥没骨片に到達すればよいのかを決める。

④X線の正面像と側面像（図2）をトレーシングペーパーに書き写し，挙上した骨片，空隙に詰める人工骨，プレートとスクリューを書き込む。各スクリューの長さも見積もって書いておく。

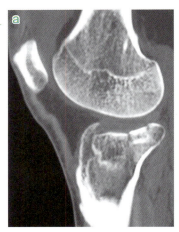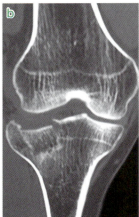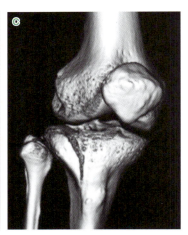

図1 術前CT像
a：矢状断像
b：冠状断像
c：3D再構成像

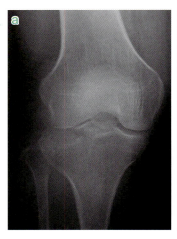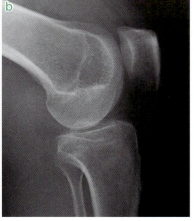

図2 術前X線像
a：正面像
b：側面像

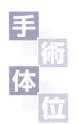

手術体位

① 手術は仰臥位で行う(図3)。手術台は特別なラジオルーセントテーブルである必要になく,普通の手術台でよい。
② ターニケットを使うかどうかは術者の好みである。
③ 術中に二方向の透視像がみられることを確認しておく。

Advice
- 著者は10年前にAOフェローシップでドイツの病院を訪れ,そこで一切ターニケットを使わずに手術をしているのをみた。帰国後ターニケットを使っていない。さほど出血量が増えるわけでもなく,手術が終わるころには出血が止まっており,ターニケット時間を気にする必要もない。

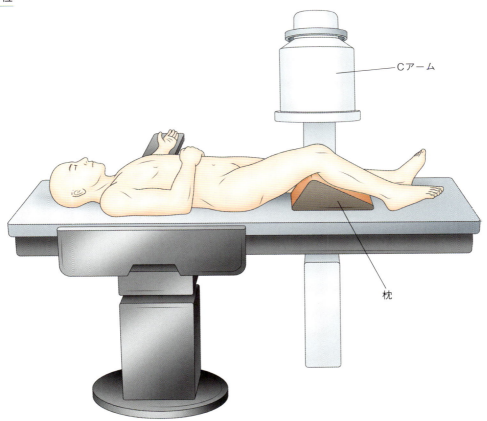

図3 手術体位

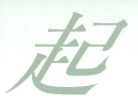

皮切（図4）

枕を使って膝を屈曲し，脛骨結節，Gerdy結節，腓骨頭，膝蓋骨，膝蓋腱をマークする．膝蓋骨の外側を通り，Gerdy結節の腹側を通って脛骨稜に至る切開線をデザインする（図4）．切開線の真皮内にエピネフリン入りキシロカイン®を散布する．

皮膚を切開したら，腸脛靱帯からGerdy結節の前を通り脛骨稜に沿うラインで筋膜を切開する（図5a）．

Advice
- 腸脛靱帯はGerdy結節に密に付着しているので，メスまたは電気メスを用いて丁寧に剥離する（図5b）．

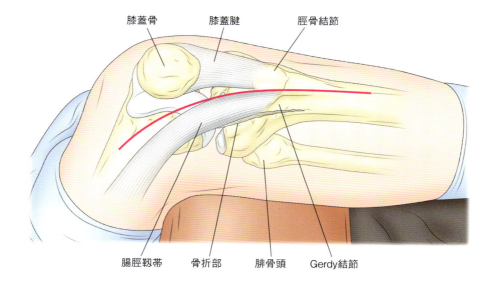

図4 皮切

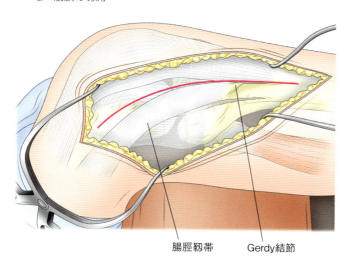

図5 浅層の展開
a：筋膜の切開

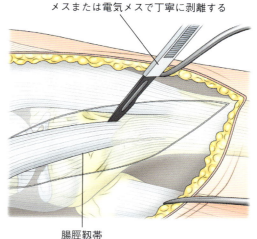

b：腸脛靱帯の剥離

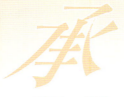

関節包の切開

関節包の切開

注射針を関節裂隙に刺して脛骨関節面の高位を確認し，半月板と脛骨との間を丁寧に切開して（図6a），0〜00号の糸を用いて半月板を近位に持ち上げる（図6b）。この段階で半月板の周辺断裂があれば000号程度の糸で縫合しておく。

図6 関節包の切開

a：関節包の切開

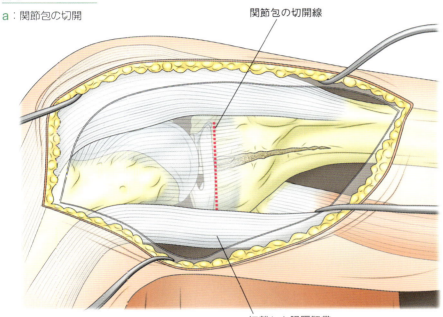

関節包の切開線

切離した腸脛靱帯

b：半月板の糸かけ

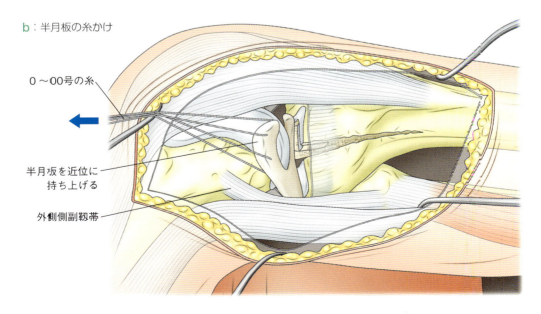

0〜00号の糸

半月板を近位に持ち上げる

外側側副靱帯

◀関節面の展開

　外側側副靱帯を展開による直視もしくは触診で確認し，その位置まで関節包を切開して脛骨を内旋，前方引き出しをかけると外側関節面の後方までみることができる(図7)。

図7 関節面の展開

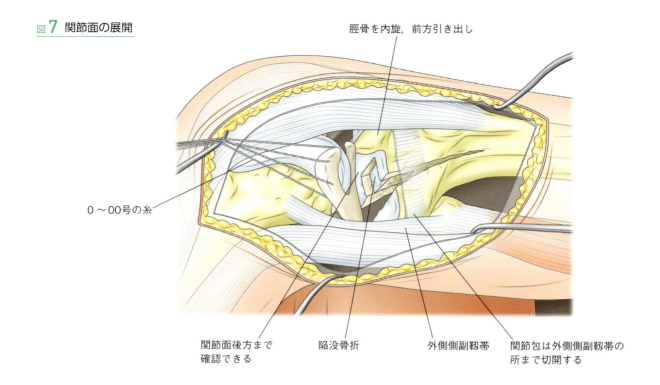

脛骨を内旋，前方引き出し

0〜00号の糸

関節面後方まで確認できる

陥没骨折

外側側副靱帯

関節包は外側側副靱帯の所まで切開する

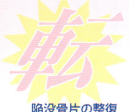

陥没骨片の整復

fracture windowもしくは開窓した穴からノミやエレバトリウムを用いて陥没骨片を挙上し，関節面をみて整復状況を評価する．挙上した骨片をK-wireで仮固定する（図8）．K-wireはプレート設置を妨げない位置に刺入する．透視でも整復状況を確認する．骨片を挙上して生じた間隙に人工骨を充填する必要があるかどうかは症例によって異なる．必要だと思えばハイドロキシアパタイトでもβ-TCP（tricalcium phosphate）でも好きな人工骨を充填する．

Advice
- 人工骨充填の目的は挙上骨片を支えることであり，骨癒合を促進させることではないので，自家骨移植を行う必要はない．人工骨を用いる場合は最初から人工骨の形状に一致した空隙ができるように考えながら骨片を挙上する．

図8 関節面の仮固定
a：ノミやエレバトリウムを用いて陥没骨折を挙上する

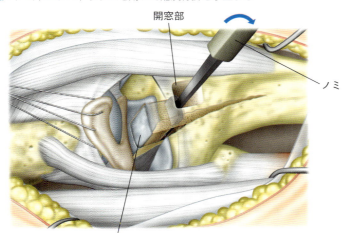

b：挙上した骨片をK-wireで仮固定する

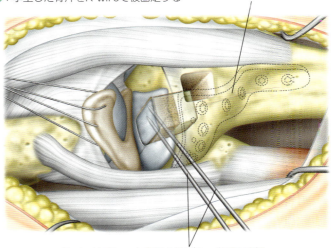

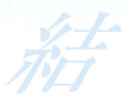

内固定

内固定〜
創閉鎖

スプリットした外側骨片をプレートで押さえ込む。プレートからのスクリューが挙上した骨片を下支えするような位置にプレートを設置する(図9)。開窓したときにはずした骨を元に戻してプレートで押さえ込む。

◀ 半月板のプレートへの縫合

半月板挙上に用いた糸をプレートの孔に通して締結する(図10)。

図9 プレート設置

a

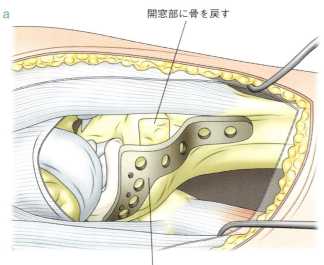

開窓部に骨を戻す

開窓部の蓋とスプリット骨片を
プレートで押さえつける

b

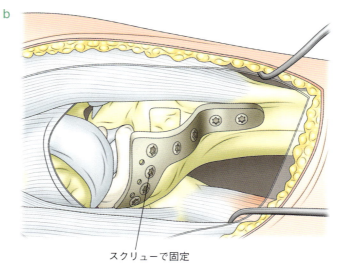

スクリューで固定

創閉鎖

腸脛靱帯から下腿筋膜まで丁寧に切開・剥離してあれば，プレートを完全に覆って筋膜を閉鎖できる（図11）。縫合には1〜2号の糸を用いる。図12に術後X線を示す。

図10 半月板のプレートへの縫合

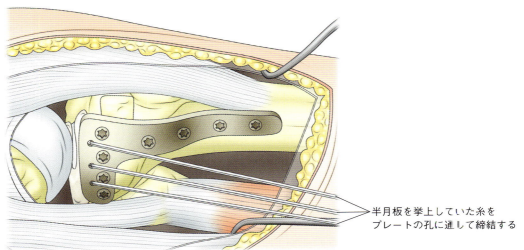

半月板を挙上していた糸を
プレートの孔に通して締結する

図11 腸脛靱帯と下腿筋膜の閉鎖

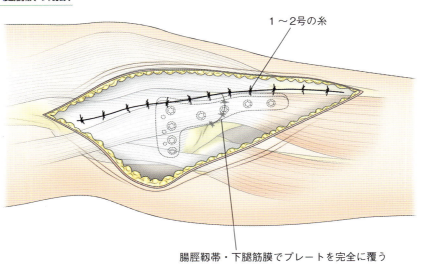

1〜2号の糸

腸脛靱帯・下腿筋膜でプレートを完全に覆う

図12 術後X線像
a：正面像
b：側面像

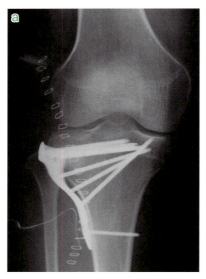
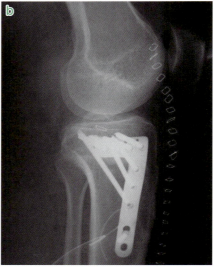

後療法

①創傷治癒に問題がなければ，可動域訓練は術後早期に開始する．持続的他動運動（continuous passive motion；CPM）さえやっていれば安心というわけではなく，端座位で下腿を下垂する時間を長くし，回診の都度，屈曲角度を確認して患者を毎日励ますことが重要である．理学療法士がついているときだけリハビリテーションをして良い可動域を得ようとするのは，自宅学習なしで予備校の授業だけ受けて難関大学に合格しようとするのと同じである．

②術後早期から荷重を制限せずに歩行させても問題が生じない症例はごくわずかであろう．骨折の形状と手術のできばえに応じて，術後3〜6週荷重制限をして患部を保護するのが合理的である．

③症例に応じて数週間touch gaitとして，その後は任意の早さで全荷重まで荷重を増す．touch gaitの期間を過ぎれば，どのようなメニューで荷重を増しても大勢に影響はない．

④高齢者には免荷が不可能だという誤解があるが，高齢者でも認知機能と上肢機能に問題がなければ，平行棒または車輪付き歩行器でtouch gaitを行うことが可能である．

ワンポイントアドバイス

術前計画が最も重要である．3D-CT像とMPR像を穴のあくほどみつめて，どの方向にどんな角度でノミを挿入して骨片を挙上すればよいか徹底的に考える．

参考文献

1）松井健太郎, 小林　誠, 松下　隆. 脛骨近位部骨折. OS NEXUS No.1 膝・下腿の骨折・外傷の手術. メジカルビュー社；2015. p26-37.

2）小林　誠. 外側プラトー骨折（関節切開によるORIF）. 整形外科サージカルテクニック. Vol.6 No.3 メディカ出版；2016. p14-20.

ハムストリングを用いた解剖学的二重束前十字靱帯再建術

日本大学医学部整形外科学系整形外科学分野　森本祐介

適応病態

① 前十字靱帯(anterior cruciate ligament；ACL)損傷により膝関節前方・回旋不安定性を認める症例。
② 保存療法は手術療法と比較して治療成績が劣ると報告されており[1,2]，ACLの断裂が確認されれば手術の適応となる。
③ 本手術の目的は安全なスポーツ競技への復帰だけではなく，ACL不全膝が引き起こす二次性の半月板・軟骨損傷や変形性膝関節症の予防である。したがって，患者の年齢，性別，スポーツレベルにかかわらず，患者が手術治療に積極的である場合は手術適応と考える。

術前シミュレーション

術前準備
- MRIでACL断裂の確認と，半月板や軟骨などの合併損傷を確認する

手術体位
- 仰臥位。患肢を手術台の横から下垂

起

関節鏡検査
- ACL断裂，合併損傷の確認

承

グラフト採取
- 半腱様筋腱の採取。太さや長さが足りないときは，薄筋腱を採取する

骨孔作製　グラフト作製
- 脛骨側・大腿骨側の骨孔作製。その間にグラフトマスターにグラフトの作製

転

グラフト挿入
- グラフトの挿入

| グラフト固定 | ●脛骨側のグラフト固定 |
| 閉創 | ●ドレーン留置し閉創 |

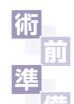

①ACL断裂新鮮例の場合は術前にリハビリテーションを行い，可動域の確保・筋力強化を行っておく。
②単純X線・MRI検査を実施し，半月板損傷，軟骨損傷，骨折の有無を確認する。
③手術室で患者に麻酔がかかったら，麻酔下での膝不安定性を確認する。可能であれば各種の機器を用いて脛骨前方移動量を測定し，患健差を確認する。

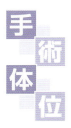

①仰臥位，大腿近位部に空気駆血帯（ターニケット）を巻いておく。
②患肢は手術台の側方に膝から下垂できるようにしておく（図1）。患肢が重い場合は，患側の腸骨部に転落防止の側板を設置する。
③内側半月板の観察や処置を行うために膝関節へ外反ストレスをかけるが，助手がストレスをかけやすいように，大腿部にストッパーとなる側板を設置する。このとき，外側半月板観察のためのfigure 4 positionの妨げにならないことを確認しておく。
④関節鏡のモニターは健側の頭側に設置する。

図1 手術体位

a：仰臥位とする

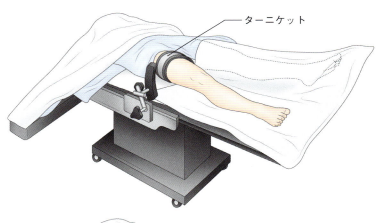

b：手術は患肢を手術台の側面に垂らして行う。外反ストレスのための側板も設置する

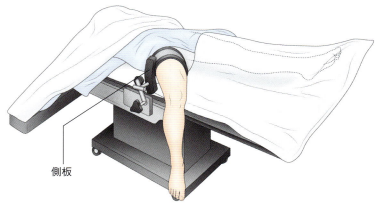

ポータル作製〜
関節内の鏡視

ポータル作製

ポータルの位置を確認するため，膝蓋腱や骨性要素の詳細なマーキングをし，ポータルの予定位置をマークしておく（図2）。まず，外側ポータルの位置を決める。その後，関節内に生理食塩水［またはアルスロマチック（Baxter社）］を約50mL注入して関節を膨らませるが，その際に膝関節90°屈曲位で外側ポータルの予定位置から針を刺入し，方向を確認しておく。

再度，指でポータルの位置を確認し，尖刃を刺入する。

Advice
- 術者は膝関節の正面に座り，できるだけまっすぐに尖刃を刺入する。顆間部に入れることを意識しすぎると，思ったより内側方向に刺入してしまいfap padの中に迷入してしまう。外套管を膝蓋上嚢に入れようとした際に，滑膜ひだが引っかかりうまく挿入できないことがあるが，無理をせず顆間部の鏡視から開始してもよい。

関節内の鏡視

膝関節伸展位で，膝蓋上嚢，膝蓋大腿関節，外側谷部，内側滑膜ひだ（棚），内側谷部を観察し，膝関節屈曲位として内側半月板，内顆関節面を確認する。顆間部でACL断裂を確認した後，外側半月板，外顆軟骨面を観察する。

次に内側ポータルを作製する。膝関節内にプローベを入れ，半月板・軟骨損傷の有無と，ある場合はその程度を確認する。ACLの線維をプローベで引っ掛け，緊張の度合いをみる。

Advice
- 内側ポータルはfar anteromedial portalを作ることを考え，可能な限り膝蓋腱，膝蓋骨寄りに作製する。尖刃を入れる前に16Gサーフロー®針内筒を刺入し，位置と方向を確かめる。

図2 手術部位のマーキングと皮切の位置

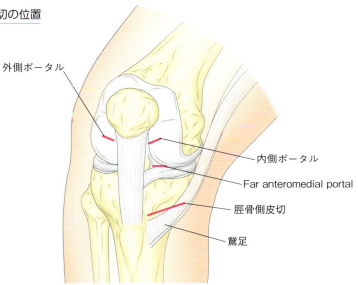

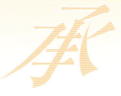

グラフト採取

グラフト採取～
脛骨側のドリ
リング

　脛骨内顆部の突出している部分から急激に細くなる部分をハムストリングが走行する。その部分から，脛骨粗面内側に至る約5cmの皮切を加え侵入する（図2参照）。

　皮下脂肪を分けると，鵞足の表面に1層膜状の組織が現れる。これをツッペルガーゼで剥離し，縫工筋腱膜を露出する。

　縫工筋腱膜の膝蓋腱側には特徴的な血管の走行がみられる（図3a）。鵞足表面を指でなぞり，縫工筋腱膜の下に半腱様筋腱・薄筋腱を確認する。薄筋の上縁を確認したら，その部分の縫工筋腱膜を持ち上げ，メスで薄筋腱の走行に沿って切開する。この部分の下層には内側側副靱帯（medial collateral ligament；MCL）があるため，これを横切しないように注意する。鵞足とMCLの間はきれいに区別される。あまり脛骨粗面に近い側で切開すると分離層がわからず，薄筋腱とMCLを損傷するので注意する。

　縫工筋腱膜は，薄筋腱の走行に沿って後上方まで切開を加えておく。MCL前縁から脛骨粗面部に向けて逆L字に切開を加え（図3b），骨膜下に鵞足付着部を剥離する。

図3 グラフトの採取

a：縫工筋表面の血管を確認する

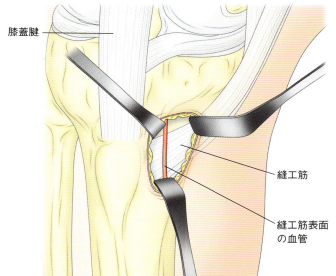

膝蓋腱

縫工筋

縫工筋表面
の血管

b：鵞足の遠位付着部を薄筋腱の走行に沿って逆L字に切開する。L字の縦のラインは，かなり遠位まで切離しておく。L字の角の部分から電気メスを用いて骨膜ごと剥離していくと，MCLと鵞足がきれいに分かれる部分がある

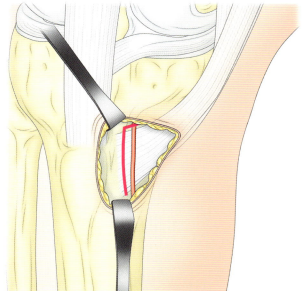

鵞足を反転すると，薄筋・半腱様筋腱が目視できる（図3c）。遠位部は腱の境界が不明瞭なため，少し中枢側で分離同定する。半腱様筋腱・薄筋腱をモスキート鉗子ですくい（図3d），血管テープをかけておく。血管テープを緊張させると腱の境界がわかりやすくなる。

尖刃・形成剪刀を用いて，半腱様筋腱と薄筋腱・縫工筋腱膜をきれいに分離する。

半腱様筋腱の腱鞘を開き，腱のみの状態にする（図3e）。ここで半腱様筋腱の遠位断端から近位に20mmのところから，ワヨラックス（松田医科工業社）2号の両端針を用いてベースボールグラブスーチャーをかけておく（図3f）。

半腱様筋腱からは腓腹筋に枝（図3e）が出ているため，これを同定して切除する。用手的に中枢側まで剥離を進めていく。筋腱移行部まで剥離するが，腱周囲に指を引っ掛け，枝が残っていないか確認する。枝が残っていると腱が途中で切れるので，十分に注意して確認する。

テンドンストリッパーを用いて腱を採取する。取れた腱の長さを確認する（図4）。靭帯として使用可能な長さが24cm以上なら薄筋腱は取らないが，必要なら薄筋腱も採取する。

図3 グラフトの採取（つづき）

c：鵞足を反転すると，薄筋腱・半腱様筋腱が確認できる

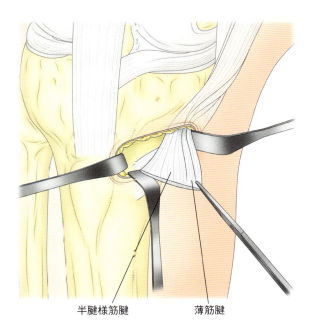

d：遠位側が半腱様筋腱で，一般的に薄筋腱より太い。若干中枢側からモスキート鉗子を用いて薄筋腱・縫工筋腱との境目を剥離する

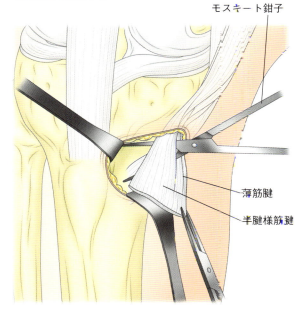

図3 グラフトの採取(つづき)

e：遠位側を慎重に剥離する。腱を引っ張ると半腱様筋腱から腓腹筋に枝が出ているのがみえるので切離する。症例によっては，かなり中枢側にも枝があることがあり，みえない部分も指で十分に確認する

f：腱の遠位端にベースボールグラブスーチャーをかけておくと引っ張りやすく，操作がしやすい

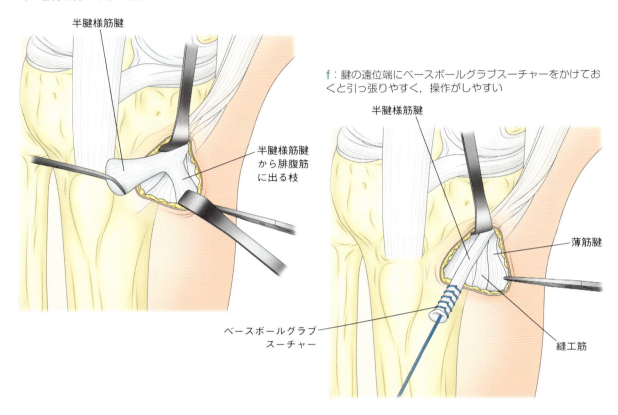

図4 採取した腱の長さのチェック

腱として使用可能な部分が24cm必要である

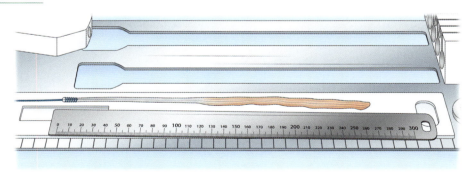

グラフト作製①

金属スケールを用いて筋腱移行部に残った筋組織を除去する(図5a)．また，腱周囲の膜状組織もきれいに切除しておく．

腱を2分割する．作製した2本の腱の断端に，ワヨラックス2号の両端針を用いてベースボールグラブスーチャーをかける(図5b)．両端を縫合できたら，2つ折りにしてサイジングゲージで大腿骨側と脛骨側の径を測っておく(図5c)．一般に径が太いほうをAM(antero-medial)バンドに用い，径が細いほうをPL(postero-lateral)バンドにする．

グラフトのサイズが決定したら，グラフトマスター™(Smith & Nephew社)でpretensionをかけておく(図5d)．

Advice
- 腱は二重折にした際に6cm以上の長さが必要である．しかし，長すぎると脛骨骨孔の遠位部から腱が出て固定しづらいので，7cm以上にはしないほうがよい．

図5 グラフトの作製

a：金属スケールを用いて腱に付着している筋実質を削ぎ取る．このときに腱周囲の軟部組織もきれいに切除しておく

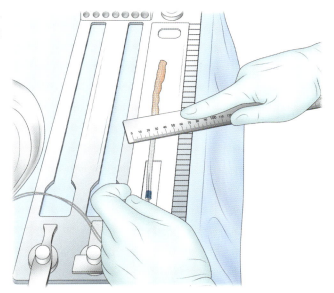

b：腱を半切し，両断端にベースボールグラブスチャーをかけておく

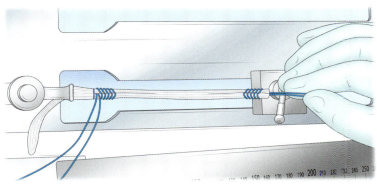

図5 グラフトの作製（つづき）

c：腱を2つ折りにして大腿骨側のグラフト径と脛骨側のグラフト径を確認する

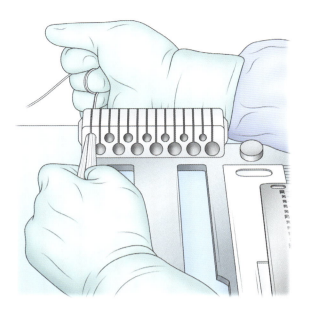

d：エンド・ボタン®CLのサイズが決まるまでpretensionをかけておく

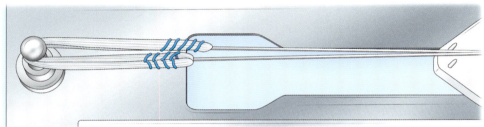

遺残組織の郭清

　第2助手がグラフトを作製している間，術者は関節内操作を進める。

　まず，半月板損傷，軟骨損傷で治療が必要なものがあれば対処する。

　次に遺残ACLを郭清する。大腿骨側の断端を切除し，大腿骨側は大腿骨の外顆後方の軟骨縁が見えるまできれいにする。後方軟部組織には血管があり，損傷すると出血して視野の妨げになるので，高周波（radio-frequency：RF）電気メスを使用しながら出血しないように注意する。顆間部の天蓋部が把握できるところまできれいにしておく（図6）。

　脛骨側のレムナントを温存する場合は，ACLの健常部分を郭清しないようにする。初心者であれば脛骨側もきれいに郭清し，良好な骨孔位置の決定を目指す（図7）。郭清する際は，後十字靱帯（posterior cruciate ligament：PCL）の線維および前方にある半月板横靱帯，外側半月板後節付着部を損傷しないように注意する。

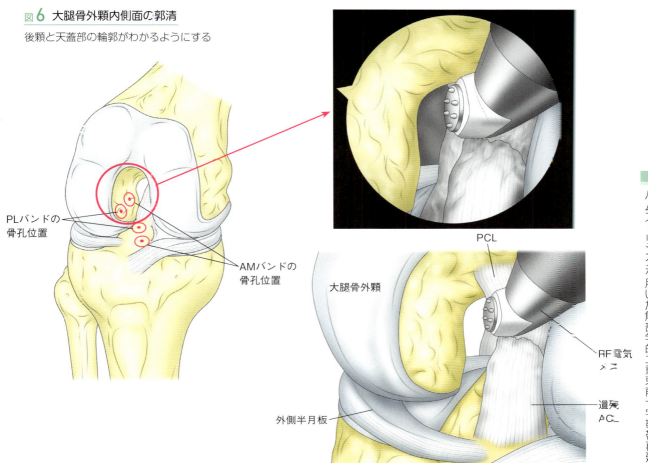

図6 大腿骨外顆内側面の郭清
後顆と天蓋部の輪郭がわかるようにする

脛骨側のガイドピン刺入

　脛骨側の骨孔位置を決定し，RF電気メスを用いてマークする（図7a，レムナントを温存する場合は内側ポータルより尖刃を刺入し，ACLの線維を縦割しておく）。PLバンドの骨孔位置は，外側半月板後角の5mm前方，顆間隆起の間とする。AMバンドの骨孔位置は，ACL線維のぎりぎり前方で内側顆間隆起から5mm正中方向に中心が来るようにマークする。AM・PLバンドとも約5.5〜7mm径の骨孔ができるイメージで，他の骨性要素や半月板・PCLを損傷しないように配慮する。AMバンドとPLバンドの間には2mm程度の隔壁ができることが望ましい。

　ACUFEX™ダイレクタードリルガイド（Smith & Nephew社）を用いて（図7b）2.0mm径K-wireを刺入する。ガイドの角度は55°または60°に設定する。K-wireの刺入部は，グラフトを採取した皮切を用いる。PLバンドはやや内側から刺入，AMバンドは脛骨粗面寄りの正中に近いところから刺入する（図7c）。

図7 脛骨側の骨孔位置の決定

a：RF電気メスを用いてマークする
b：ドリルガイドを使用してドリルを刺入する
c：K-wireを刺入した状態

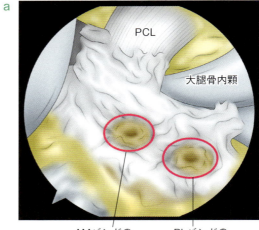

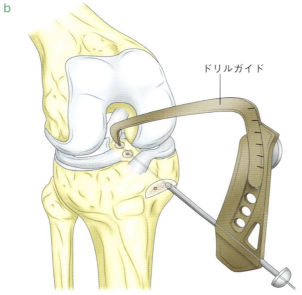

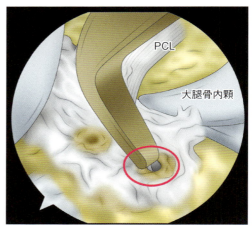

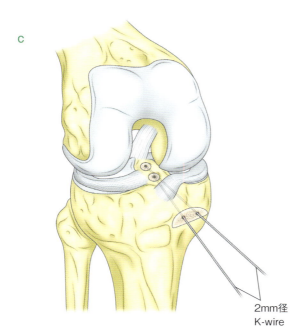

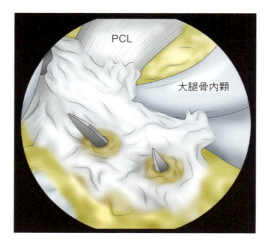

大腿骨側のガイドピン刺入とドリリング

　内側のfar anteromedial portalを作製する。16Gのサーフロー®針内筒を用い半月板の関節包付着部のやや上方で，大腿骨外顆の内側面に無理なく到達できる位置を確認する（図8）。
　尖刃で横に皮切を加える。後ほどドリルが通ることを考え，皮切は少し大きめに作製しておく。内視鏡カメラを内側ポータルから刺入し，大腿骨外顆内側面を確認して郭清を追加する。
　膝関節90°屈曲位で保持し，far anteromedial portalからRF電気メスを用いてAMバンドとPLバンドの骨孔位置をマークする。膝関節を90°屈曲位にした場合，PLバンドの骨孔中心は大腿骨軟骨の最下点から前方（モニター画面では上方）の位置にあり，骨孔を作製した際にresident ridgeを越えないように決定する。AMバンドの骨孔は，PLバンドの骨孔から2mmくらいの骨壁ができる位置で，外顆後壁を損傷せずresident ridgeを越えないように決定する（図9）。大腿骨側骨孔作製のためのガイドピンは，剛性の強いMワイヤー（イソメディカルシステムズ社）を用いる。これにより，ワイヤー先が滑ったり弯曲せずに刺入できる。
　まずMワイヤーのみをfar anteromedial portalより刺入し，PLバンドの骨孔中心にMワイヤー先を置き，ハンマーで叩いて数mm刺入する。先端が少し入ったところで膝関節を120°以上屈曲させ（図10），この状態でMワイヤーにモーターを付けて，下から上に打ち上げるように刺入する。対側皮下にワイヤーの先端が確認できたら，刺入をストップして留置する。

図8　far anteromedial portalの作製
16Gサーフコー®針で方向を確認してから作製する

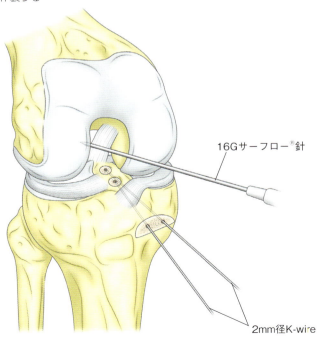

図9 大腿骨側の骨孔位置決定

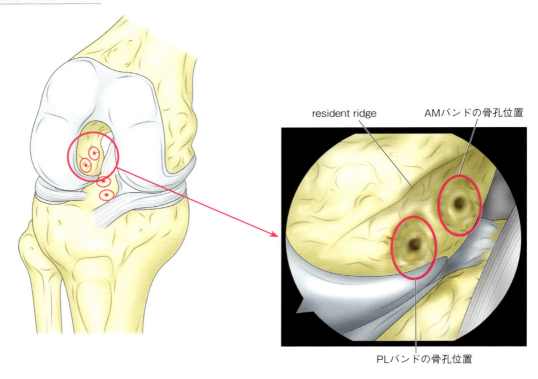

resident ridge　　AMバンドの骨孔位置

PLバンドの骨孔位置

図10 Mワイヤー刺入時は膝関節を120°以上屈曲させる

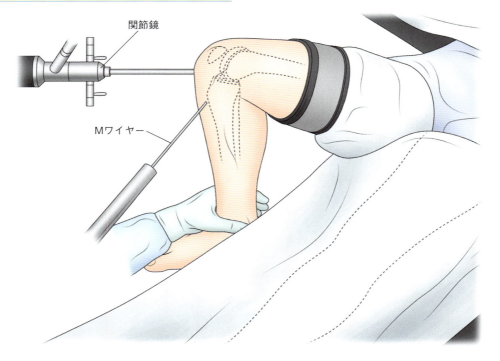

関節鏡

Mワイヤー

148

図11 大腿骨側の骨孔作製
AMとPLの間には2mmの骨壁を残す

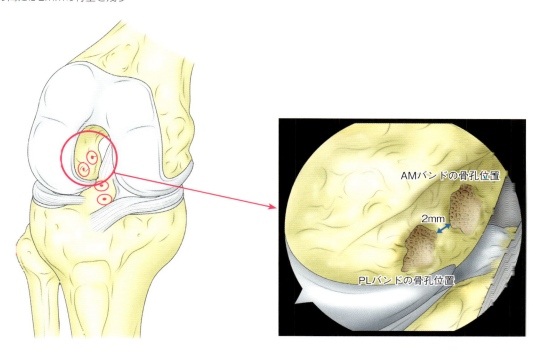

　Mワイヤー越しにエンド・ボタン®ドリル（Smith & Nephew社）を用いて骨孔を作製する。ドリルは大腿骨外側皮質を貫いておく。対側皮質の骨孔出口がきれいになるように，ドリルを回しながら何度か往復させる。エンド・ボタン®ドリルとMワイヤーを除去し，デプスプローベ（Smith & Nephew社）で骨孔長を測定しておく。骨孔長とグラフトの挿入長を考え，エンド・ボタン®CLの長さを決定する。グラフト挿入長＋6mmがグラフト挿入のためのドリル長となる。

　再度，Mワイヤーを骨孔に刺入し，ワイヤーをガイドとしてグラフト径に合ったエンドスコピックドリル®（Smith & Nephew社）で関節内側の骨孔を作製する。同様の手技でAMバンドの骨孔を作製する。骨孔作製時に出た骨の削りかすや軟部組織の毛羽立ちは，この時点できれいにしておく（図11）。

グラフト作製②

　大腿骨孔長が決まりエンド・ボタン®CLのサイズが決定したら，グラフトにエンド・ボタン®CLを取りつける。グラフトのマーキングは，エンド・ボタンから骨孔長のところまでと，そこからプラス6mmのところの2箇所に付ける（図12）。グラフトの骨孔長の部分は，吸収性縫合糸でグラフトをまとめるように縫合しておく。

　AMバンドとPLバンドにエンド・ボタン®CLを設置したら再度，サイジングゲージで径を確認しておく。

図12 グラフトのフリップポイントのマーク

エンド・ボタン®CLを設置し，フリップポイントをマークしておく

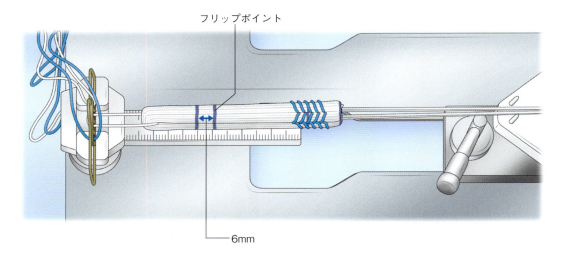

脛骨側のドリリング

　外側ポータルからの鏡視に変える。骨から少し出ているワイヤーの先端を，内側ポータルから挿入した鋭匙でブロックする（図13a）。ワイヤーをガイドとして，グラフトサイズにあったドリルで骨孔を作製する。

　AM・PLバンドの骨孔ができたら（図13b）腱採取部の骨孔出口を確認し，周囲の軟部組織を切開し，骨膜下に剥離してダブルスパイクプレート（double spike plate；DSP，Smith & Nephew社）が設置できるスペースを確保する（図14）。また，骨孔出口の軟部組織はグラフト通過の妨げとなるため，きれいにしておく。

> **Advice**
> ● 骨が硬い患者では，ドリルで孔を開ける際に力が入りすぎるとワイヤーが曲がったり，無理に開けようとするとワイヤーが骨孔内で折れたりすることがあるので注意を要する。骨が硬い場合はドリルを止めて，方向を確認しながら進めていく。

図13 脛骨側骨孔作製
a：ワイヤーの先端を鋭匙で保護し，ドリルで孔を開ける
b：AMとPLの間には2mmの骨壁を残す

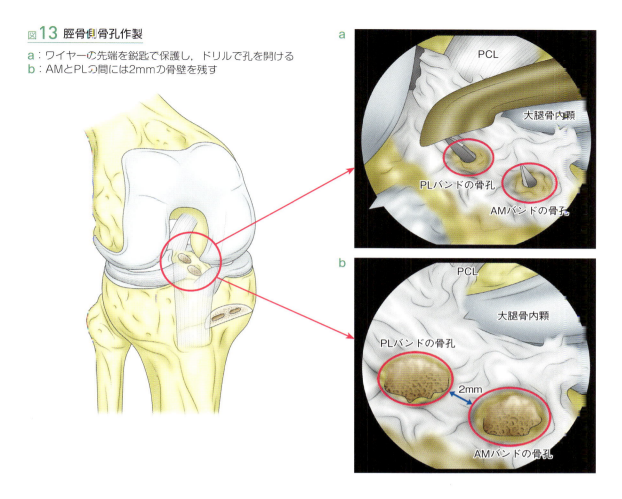

図14 脛骨側の骨孔入り口の郭清
軟部組織を郭清する。骨膜を剥離し，DSPの設置場所を確保する

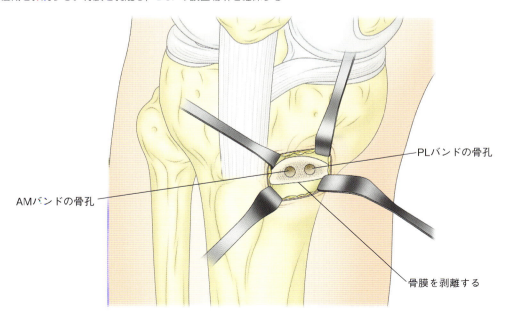

グラフト挿入

パッシングピンの穴にEthibond®5号糸を付けておく。

グラフトはPLバンドから挿入する。内側ポータルより鏡視し，far anteromedial portalから骨孔にパッシングピンを入れ，大腿外側の皮膚からピンを引き抜いて，骨孔内に糸だけが通っている状態にする。

脛骨側の骨孔からスーチャーマニピュレーターを挿入し，関節内でパッシングピンについた糸を把持して脛骨側の骨孔へ引き抜く。この糸にグラフトのエンド・ボタン®CL側の糸を通し，糸のみを大腿外側に引き抜く。

エンド・ボタン®CLに付いた糸の一方のみを，関節内のマークが骨孔の入り口に来るまで引っ張る。2本目のマークが骨孔の入り口に来たら，エンド・ボタン®がフリップすることを確認する。確認できたら脛骨側グラフトの糸を引っ張り，グラフトの1本目のマーキングと骨孔入り口の位置が合っていることを確認する（図15a，b）。

同様にAMバンドを挿入する（図15c，d）。脛骨側の糸を引っ張った状態で膝関節の屈伸を繰り返し，引っかかりがないことを確認する（図15e，f）。

図15 グラフト挿入
a：関節内を通過しているPLバンドのエンド・ボタン®
b：PLバンド設置

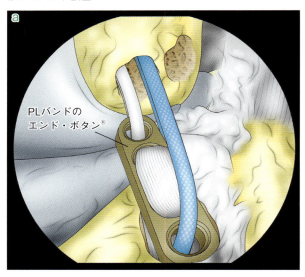
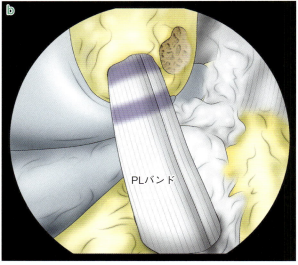

図15 グラフト挿入（つづき）

c：関節内を通過しているAMバンドのエンド・ボタン®
d：AMバンド設置
e：外側ポータルからみた再建ACL。AMバンドとPLバンドが確認できる
f：伸展位でroof impingementしないことを確認する

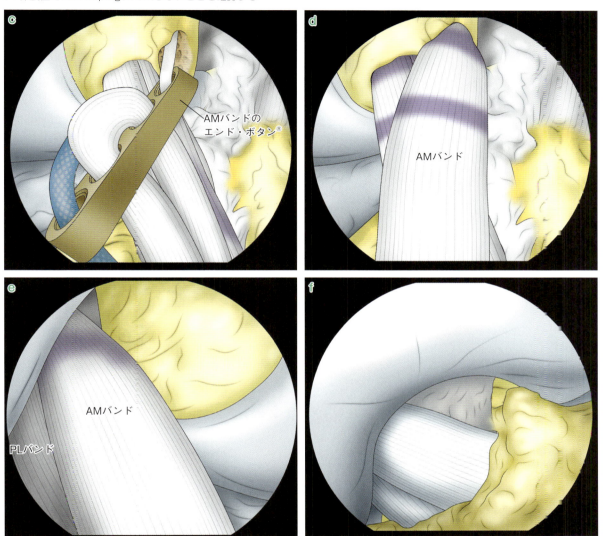

脛骨側固定〜
ドレーン留置・
閉創

脛骨側固定

　DSPを用いて固定する。DSPにEthibond®2号糸を掛けておく。
　固定はPLバンドから行う。膝関節伸展位でグラフトの糸をDSPに縛り付ける。Ethibond®にバネ秤を付け，約20Nの力で牽引しながらDSPを脛骨に固定する（図16）（牽引は途中で止める）。
　ドリルで穴を開け，スクリューで固定する。
　AMバンドは膝関節20°屈曲位（図17）で，同様の手技で行う。固定完了後，膝関節の安定性を徒手検査で確認する。

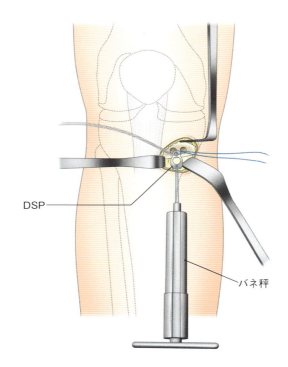

図16 グラフトの設置
グラフトをDSPに結び付け，バネ秤で牽引して設置する

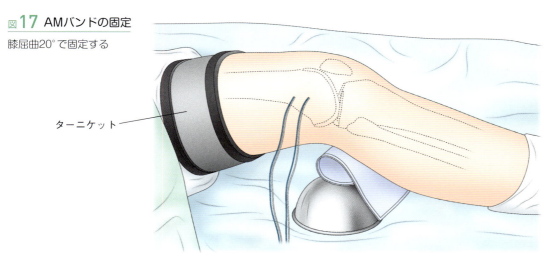

図17 AMバンドの固定
膝屈曲20°で固定する

ドレーン留置・閉創

腱採取部と関節内にドレーンを留置する。腱採取部の軟部組織，鵞足の組織は，可能な限り修復する。その後，皮下脂肪層，皮下組織を層々縫合し閉創する。

術後は膝関節軽度屈曲位でシーネ固定する。

ワンポイントアドバイス

- ACL再建術は，腱を採り骨孔を開け，グラフトを通すだけである。しかし，各段階でピットホールがあり，トラブルの発生しやすい手術である。
- **腱の採取**：はじめはうまく取れないことが多い。腱から出る枝を確実に切離し，筋腱移行部まで引っかかりなくテンドンストリッパーが到達する必要がある。
- **骨孔作製**：大腿骨側の骨孔は，膝関節をかなり深く屈曲しながら作製しなければならない。屈曲が浅いと大腿骨外顆後方に骨孔が抜け，エンド・ボタン®を顆部後方に設置してしまったり，骨孔後壁が穿破してしまうことがあるので注意する。特に，体格がよく大腿の太い症例では，膝関節屈曲が深くできないことがある。このようなときは，inside outでの作製にこだわらず，outside inで作製したほうがよいと考える。
- **グラフト通過**：骨孔を通過しづらいことがある。脛骨側遠位の骨孔部は十分に軟部組織を切除し，引っかかりがないようにしておく。
- エンド・ボタン®のフリップがよくわからず，引っ張りすぎて誘導糸が切れたりするトラブルが起こる。大腿骨側にエンド・ボタン®ドリルで孔を開ける際に，大腿骨孔の関節外開口部を滑らかにするようにドリルを往復させるとトラブルが少ない。さらに，グラフトにマーキングをするために皮膚ペンなどを用いるが，線を付ける際にはグラフトの水分を十分にとってからマーキングすると，きれいにマークできる。

後療法

　当院では，ACL再建単独の場合は術後4日目から荷重歩行を許可している．装具は靱帯損傷用の軟性膝関節装具を使用している．

　リハビリテーションのスケジュールは患者個人によって微調整するが，大まかには表1に示すようなスケジュールである．

表1　鏡視下ACL再建術（半腱様筋腱使用）のリハビリテーションスケジュール

術後期間	リハビリテーションの内容	備　考
0〜3日	シーネ固定	・患部外トレーニング（足・股関節周囲，体幹等） ・大腿四頭筋筋力強化
4日〜	装具装着（伸展制限なし，3カ月まで） ROM練習（可及的に） FWB（歩容に応じて可及的に）	CKCエクササイズ
2週間〜	神経筋再教育練習 バランスボード	
1カ月〜	自転車エルゴメータ	
2カ月〜	片脚でのバランス練習	
3カ月〜	装具除去 ジョギング開始	動的バランス練習，筋力テスト（BIODEX®）
4カ月〜	両脚ジャンプ	段階的にダッシュ許可
5カ月〜	片脚ジャンプ	ラダー，カッティングなど
6カ月〜	スポーツ特異的動作練習	筋力・パフォーマンステスト（BIODEX®，hopテスト）
7カ月〜	対人プレー コンタクト練習	
8カ月〜	試合復帰	※筋力の回復，疼痛，ROMなどを見て判断

CKC：closed kinetic chain, ROM：range of motion（関節可動域），FWB：full weight bearing（全荷重）
この手術で最も注意したいのがACL再断裂である．リハビリテーションはゆっくり時間をかけて行い，どれだけ経過がよくても，術後6カ月より前にスポーツ復帰を許可することはない

文献

1) Arbes S, Resinger C, Vecsei V, et al. The functional outcome of total tears of the anterior cruciate ligament (ACL) in the skeletally immature patients. Int Orthop 2007；31：471-5.
2) Moksnes H, Engebretsen L, Risberg MA. Performance-based functional outcome for children 12 years or younger following anterior cruciate ligament injury: a tow to nine-year follow up study. Knee Surg Sports Traumatol Arthrosc 2008；16：214-23.

高位脛骨骨切り術（HTO）・Opening wedge HTO

横浜市立大学大学院医学研究科運動器病態学（整形外科）　熊谷　研
横浜市立脳卒中・神経脊椎センター　齋藤知行

適応病態

① 膝関節内側コンパートメントの単一障害である内側型変形性膝関節症（osteoarthritis of the knee；膝OA）または大腿骨内側顆部骨壊死が適応となる。
② 本術式は外側の骨皮質を蝶番として残しつつ骨切り部を開大するため，矯正角度は制限される。膝関節のアライメントで立位膝外側角（femorotibial angle；FTA）185°以下，伸展制限15°以下が要件となる。
③ 前十字靱帯が健常で，膝蓋大腿関節のOAの合併がないか，あっても軽度であることも適応の条件となる。

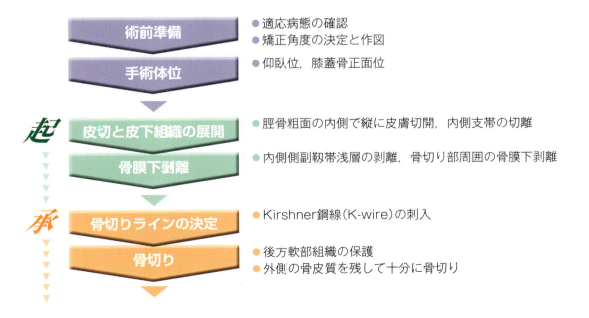

術前シミュレーション

術前準備
- 適応病態の確認
- 矯正角度の決定と作図

手術体位
- 仰臥位，膝蓋骨正面位

起

皮切と皮下組織の展開
- 脛骨粗面の内側で縦に皮膚切開，内側支帯の切離

骨膜下剥離
- 内側側副靱帯浅層の剥離，骨切り部周囲の骨膜下剥離

承

骨切りラインの決定
- Kirshner鋼線（K-wire）の刺入

骨切り
- 後方軟部組織の保護
- 外側の骨皮質を残して十分に骨切り

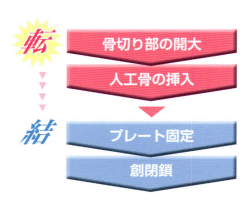

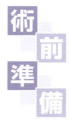

- 本術式の適応を決定するためには，X線検査などの画像評価が必要である．立位膝関節X線正面像でのアライメント評価に加え，外反ストレス撮影で外側の関節裂隙が正常に保たれていること，スカイラインビュー撮影で膝蓋大腿関節のOAの有無を確認する．前十字靱帯については，前方引き出しX線撮影やMRIで確認する．
- 術前計画は立位膝関節X線正面像を用いて行う（図1）．脛骨内側関節面から35mm下方の内側骨皮質点から，近位脛腓関節に向かう骨切り線を作図する．至適アライメントは10°外反であるため[1]，術後立位FTAが170°となるように矯正角度を決定する（術前FTA−170）．矯正角度を基に外側脛骨皮質と骨切り線の交点を頂点とする三角形を作図し，脛骨内側骨皮質の通過点と骨切り線の始点との皮質間距離を計測する．矯正角度を皮質間距離に変換し，手術中の矯正目標の参考とする．
- 内固定材に用いるTomoFix™プレート（DePuySynthes社）および専用の機械，骨補填材に用いるβ-TCP人工骨（オスフェリオン，オリンパステルモバイオマテリアル社），骨切りに用いるルーターを準備しておく．

図1 矯正角度（X−170°）と開大距離の決定

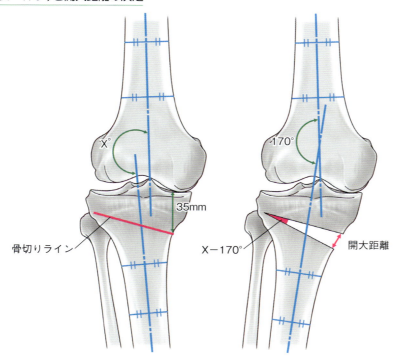

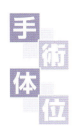

①大腿部の近位側にターニケットを巻き,仰臥位とする(図2)。
②膝蓋骨が直上に向くようにする。下肢が外旋位となる場合は,患側殿部の下に枕などを置いて調節する。
③X線透視の準備をする。

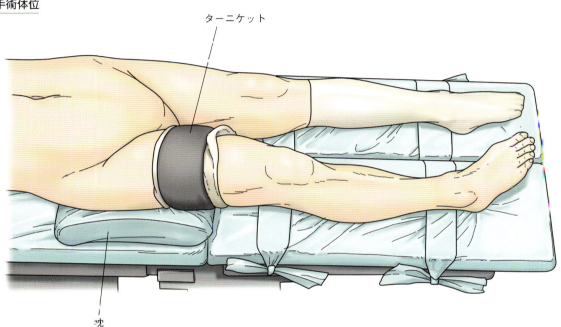

図2 手術体位

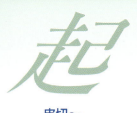

皮切〜
骨膜下剥離

皮切

　鵞足の近位側が骨切り開始部となることを想定し，脛骨粗面の内側で縦に5〜7cmの長さで皮膚を切開する(図3)。

皮下組織の展開

　皮膚切開のラインに沿って包層(investing layer)を切離し，関節支帯を展開する。

骨膜下剥離

　膝蓋靱帯の内側縁で内側膝蓋支帯を切離し，鵞足部まで遠位に延長する(図4)。鵞足部は縦に切離し，骨切り後に縫合する。内側側副靱帯の浅層を同定し，遠位方向に剥離する。骨切り部周囲の骨膜下剥離を行い，さらに脛骨後方まで骨膜剥離を十分に進める(図5)。膝関節が軽度に過伸展することを確認する。前方では膝蓋下脂肪組織を含めた軟部組織を脛骨前面から剥離し，膝蓋靱帯の停止部を明らかにする。

図3 皮切

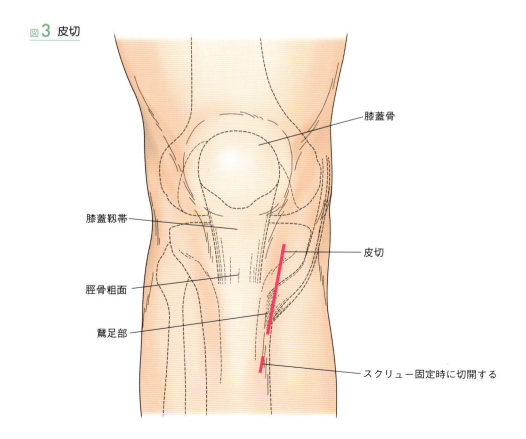

図4 膝蓋支帯の切離

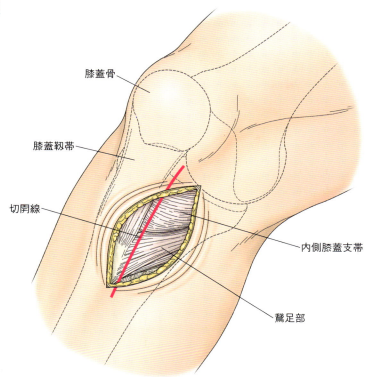

膝蓋骨
膝蓋靱帯
切開線
内側膝蓋支帯
鵞足部

図5 脛骨内側の軟部組織骨膜下剥離

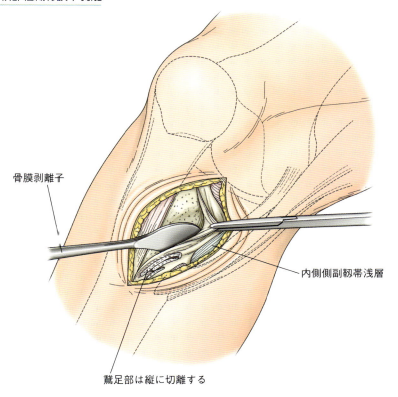

骨膜剥離子
内側側副靱帯浅層
鵞足部は縦に切離する

骨切りラインの決定

骨切りライン決定のために，脛骨内側から2本のK-wireを刺入する（図6a）。膝関節伸展位で，X線透視下に脛骨関節面から35mm遠位の位置を確認し，刺入点とする。脛腓関節の近位端に向かい外側皮質で停止する。2本目のK-wireはX線透視下で1本目に重なるよう平行に刺入する（図6b）。

骨切り

①脛骨後方にレトラクターを挿入し，2本のK-wireに沿って骨切りを行う（図7a）。内側の皮質骨からボーンソーで骨切りを開始し，続いて専用の骨ノミを用いる。K-wire（骨切りライン）の方向に合わせて脛骨の前外側および後方へ骨切りを進めていく（図7b）。

> **Advice　後方軟部組織の保護**
> - 後方骨皮質を骨切りする場合，神経血管束を損傷しないように十分注意する。レトラクターなどで保護しながら行うとよい。

図6　骨切りラインの決定
a：脛骨内側から2本のK-wireを刺入する

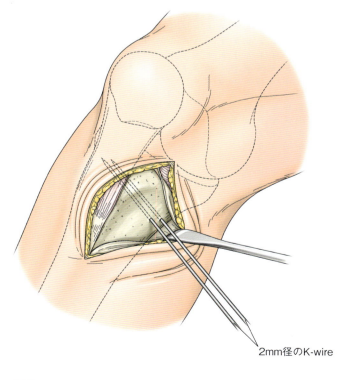

2mm径のK-wire

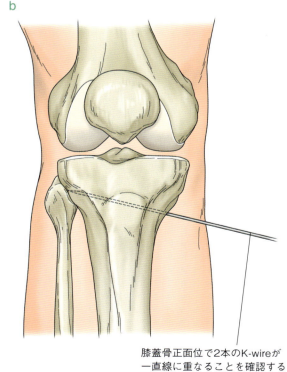

膝蓋骨正面位で2本のK-wireが一直線に重なることを確認する

②骨切り線が脛骨粗面にかかる前方部分には，flangeを作製する（図8a）。Flangeは10〜15mmの厚さで，膝蓋靱帯付着部より近位側の骨皮質を可及的に大きく残すようにする（図8b）。

> **Advice** 前方の骨切り
> - Flangeの長さを十分とることは重要で，特に骨切り開大距離が大きい場合は前方の骨切り面の接触面積が小さくならないように注意する。

③十分に骨切りされているか，再度確認を行う。透視で確認しながら，外側皮質を5mm程度残すまで骨切りを行い，骨ノミを打ち込むたびに骨切り部が少しずつ開いてくることが確認できるまで，不全骨切りを行う。

> **Advice** 外側後方の骨切りは十分かつ慎重に
> - 無理なく開大操作を行うためには後方まで十分に骨切りを行う必要があるが，外側の骨皮質の連続性を保つことが必須であり，骨ノミが貫通しないように注意が必要である。

図7 骨切り①

a：ボーンソーによる骨切り　　　　　　　b：骨ノミによる骨切り

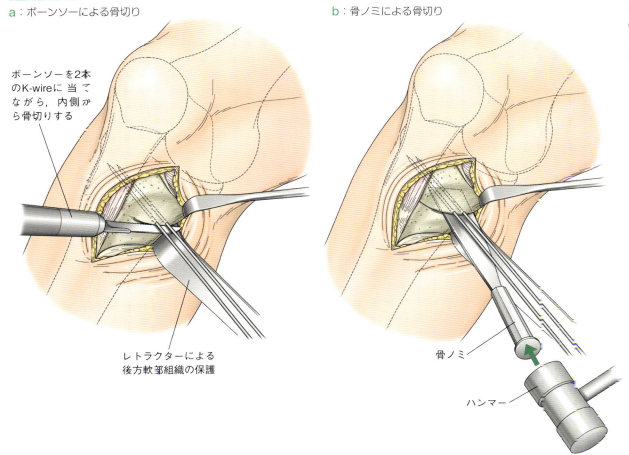

ボーンソーを2本のK-wireに当てながら，内側から骨切りする

レトラクターによる後方軟部組織の保護

骨ノミ

ハンマー

図8 骨切り②

a：膝蓋靱帯を持ち上げ，その下で骨切りする

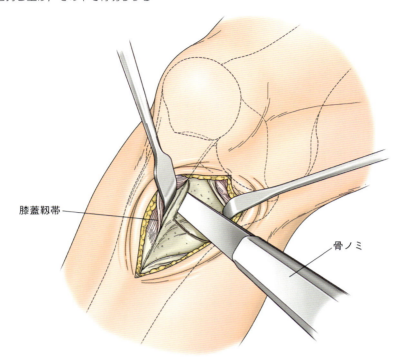

膝蓋靱帯
骨ノミ

b：Flangeの形状

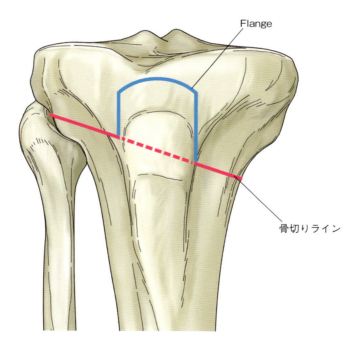

Flange
骨切りライン

骨切り部の開大

骨切り部の開大〜
人工骨の挿入

①膝関節を伸展位とし，openerを骨切り部の内側より挿入し（図9a），X線透視下に外側の骨皮質近傍まで打ち込む（図9b）。抵抗なく骨切り部が開大することを確認しつつ，徐々に骨切り部を開大し，目標とする皮質間距離に達するまで矯正操作を行う。

> **Advice** 骨切り部の開大の注意点
> - Openerが十分に挿入されないまま開大操作を行うことや，抵抗があるのに無理に開大操作を行うことは厳禁で，骨折が生じる可能性があるので注意する。骨切りが十分に行われているか，前のステップに戻って再度確認する。
> - 軟部組織の緊張が強い場合には，骨膜下剥離を追加するか，内側の軟部組織の緊張の強い部位にメスで小切開をいくつかのレベルで空け，緊張を解除する。

②膝伸展位でアライメントを確認し，骨切り部の前方にspacerを挿入してopenerを除去し，後方皮質にspreaderをかけて開大を保持する。

図9 骨切り部の開大

a：専用のドライバーを用いて，徐々に骨切り部を開大していく

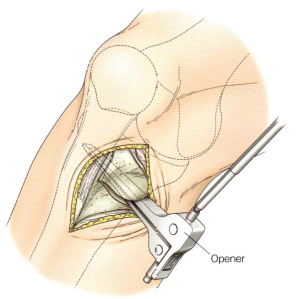

b：Openerが奥まで挿入されていることを透視下に確認する

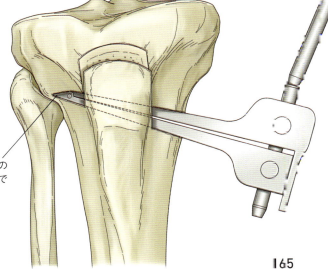

図9 骨切り部の開大（つづき）

c：脛骨の形態上，前方開大部が小さくなる

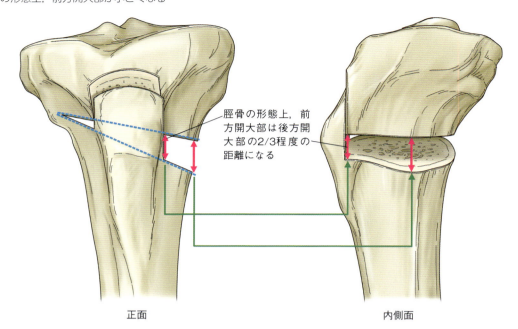

脛骨の形態上，前方開大部は後方開大部の2/3程度の距離になる

正面　　　　　　　　　内側面

> **Advice** 骨切り部の開大操作では前方が過度に開かないよう注意
> - 脛骨の形体から，骨切り部前方の開大距離が後方の開大距離の2/3程度となる（図9c）。骨切り部前方の開大距離が大きくなると，脛骨関節面の後傾が増大することになるので注意する。Flangeが脛骨前方と平行に移動することを確認しながら開大操作を行うとよい。

人工骨の挿入（図10）

　骨切り開大部に補填されるβ-TCP人工骨（オスフェリオン，オリンパステルモバイオマテリアル社）を準備する。人工骨の底面が皮質間距離に適合するよう，開大部分のサイズにあわせて専用のルーターで楔状にカットする。人工骨は前方と後方に分けて挿入するため，2つ準備する。

　人工骨の挿入は後方から行う。次いでその前方にもう1つの人工骨を上下の皮質が人工骨の底面と連続するまでしっかりと挿入する。この時，前方に挿入される人工骨の底辺は後方の2/3程度になることに注意する。

> **Advice** **人工骨の挿入は真横から**
> - 人工骨が前方から後方へ向かって挿入されると前開きとなり、脛骨関節面の後傾が増大するため、真横から挿入されるように注意する。

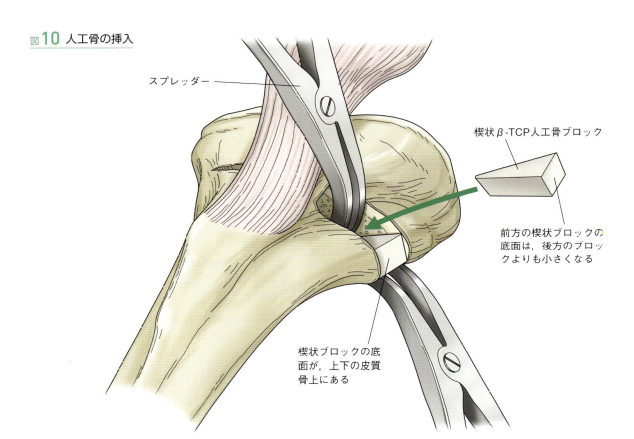

図10 人工骨の挿入

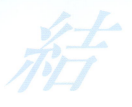

プレート固定〜
創閉鎖

プレート固定

　剥離した内側の骨膜および鵞足部を可及的に元の位置に戻し，骨切り部を覆うように結節縫合する。TomoFix™プレート（DePuySynthes社）の近位側にドリルガイドを取り付け，内側の骨膜上に設置する（図11）。X線透視下にプレート設置位置を確認し，近位側をK-wireで仮固定する。ドリルガイドを通して近位側をドリリングし，スクリューを挿入する。近位4本のスクリューを挿入したら，同様に遠位側にスクリューを挿入する。最後にスクリューをロックする。

> **Advice　プレート固定の注意点**
> - プレートの固定は膝関節完全伸展位で行う。このとき，プレートが骨に密着していなくても，ロッキングスクリューで固定するため，問題はない。
> - プレートのベンディング操作はロッキング機構を損ねる可能性があるため，行わないほうがよい。
> - 近位のスクリューは，できるかぎり軟骨下骨直下に挿入する。

創閉鎖

　骨切り部に持続吸引チューブを留置する。その後，investing layer，皮下組織，皮膚を漸次縫合して閉創後，bulky dressingを行い，手術を終了する。

図11　プレートの固定

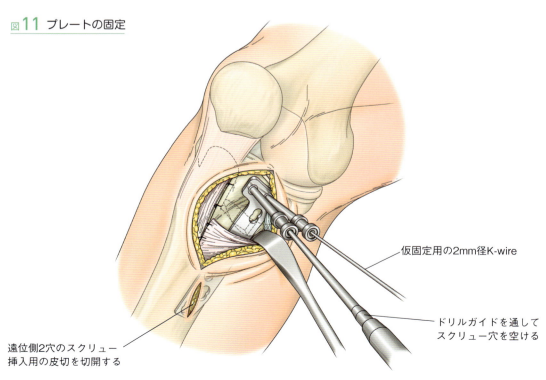

仮固定用の2mm径K-wire

ドリルガイドを通して
スクリュー穴を空ける

遠位側2穴のスクリュー
挿入用の皮切を切開する

ワンポイントアドバイス

- 適切な矯正角度と維持：高位脛骨骨切り術（high tibial osteotomy；HTO）の術後成績は矯正アライメントに依存するため[2]，矯正不足とならないように注意する。また，過矯正もよくない。綿密な術前計画と正確な手術手技，術後下肢アライメントの維持を含めた後療法が重要である。
- 手術適応と年齢：前述の適応病態に合致した症例を選択することが重要であり，特に年齢の制限はない。高齢であっても比較的活動性の高い症例であれば手術適応を遵守することで良好な術後成績が期待できる[3]。

- 外固定は一切用いない。通常は48時間以内に吸引チューブを抜去し，関節可動域訓練と，straight leg raising（SLR）やsettingによる大腿四頭筋訓練を励行する。
- 術後1週で全荷重負荷を許可する。歩行の安定性と階段昇降が可能であることを確認し，退院を許可する。

文献

1) Koshino T, Yoshida S, Ara Y, et al. Fifteen to twenty-eight years' follow-up results of high tibial valgus osteotomy for osteoarthritic knee. Knee 2004；11：439-44.
2) Coventry MB, Ilstrup DM, Wallrichs SL. Proximal tibial osteotomy. A critical long-term study of eighty-seven cases. J Bone Joint Surg Am. 75 1993；196-201.
3) Saito T, Kumagai K, Akamatsu Y, et al. Five- to ten-year outcome following medial opening-wedge high tibial osteotomy with rigid plate fixation in combination with an artificial bone substitute. Bone Joint J2014；96-B：339-44.

人工膝関節全置換術（TKA）

日本大学医学部整形外科学系整形外科学分野　龍　啓之助

適応病態

①変形性膝関節症（osteoarthritis of the knee；膝OA），関節リウマチなどの関節変性疾患で，X線像上著しい関節変性を認め，関節痛，可動域低下により歩行困難などADLが著しく低下している病態。
②膝OAでは基本的に65歳以上の高齢者を対象とするが，関節リウマチでは若年であっても適応とする。

ここでは典型的な内反変形膝を例に，Hybrid Technique法について述べる。

術前シミュレーション

| 術前準備 | ●画像検査から，テンプレート，インプラント設置位置の決定 |

| 手術体位 | ●下肢保持器（De Mayo Knee Positioner®）を用いた仰臥位 |

起

| 下肢ランドマーク | ●下肢アライメント基準点をマークする |

| 皮切，関節展開 | ●膝関節屈曲位でanterior medial strait longitudinal incision, medial parapatellar approachで関節を展開する |

| 内側解離 | ●大腿骨・脛骨の骨棘切除と内側sleeveの脛骨側骨膜下の剥離を行う |

| 前方処置 | ●大腿骨近位前方の処置および膝蓋骨周囲の処置を行う |

承

| 大腿骨遠位骨切り | ●術前プランニングによる外反角での骨切り |

	脛骨近位骨切り	● meniscal rootを切離し，脛骨を前方に亜脱臼させ，術前プランニングに合わせた骨切りを行う
	伸展ギャップ，屈曲ギャップの評価	● 伸展・屈曲ギャップをそれぞれのスペーサーブロックを用いて評価する
転	大腿骨前方・後顆骨切り	● Hybrid techniqueを用いて後顆骨切り量と回旋設置位置を決定する
	トライアル・アライメントチェック	● ROM法を用いて脛骨コンポーネントの回旋設置位置を決定する
結	コンポーネントの設置	● 骨セメントでインプラントを固定する
	創閉鎖	● ドレーン留置，ドレーンクランプ法を使用し，創は屈曲位で閉創する

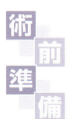

① 使用するインプラントの至適サイズ決定および不正確な骨切りの防止，不正確なサイジングガイド設置防止のために，X線像，2D・3Dテンプレートソフトなどを用いてテンプレートを必ず行う。

② 立位下肢全長X線像を用いて大腿骨外反角(大腿骨機能軸と解剖軸のなす角度)を計測する。

③ 大腿骨コンポーネントの回旋位置決定のために，大腿骨CT像を用いてPCA(posterior condyler axis)を決定し，大腿骨内顆・外顆を同定してSEA(surgical epicondyler axis)およびCEA(clinical epicondyler axis)を決定する。また，SEAとCEAとのなす角度CTA(condylar twist angle)を測定する(図1)。

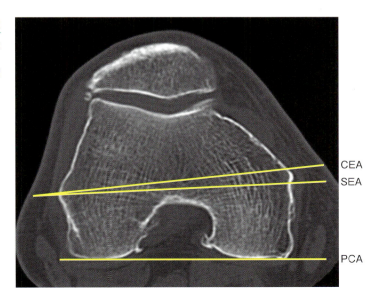

図1 大腿骨遠位CT冠状断像

大腿骨コンポーネント回旋位置決定のためPCAを決定し，SEA，CEAおよびCTAを測定する

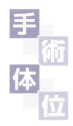

仰臥位としてDe Mayo Knee Positioner®（Innovative Medical Products社）を使用し，ターニケットを装着する。ターニケットは深屈曲位で装着・加圧し，伸展機構をなるべく引き出す（図2）。

図2 手術体位
仰臥位としてDe Mayo Knee Positioner®を使用し，ターニケットを装着する

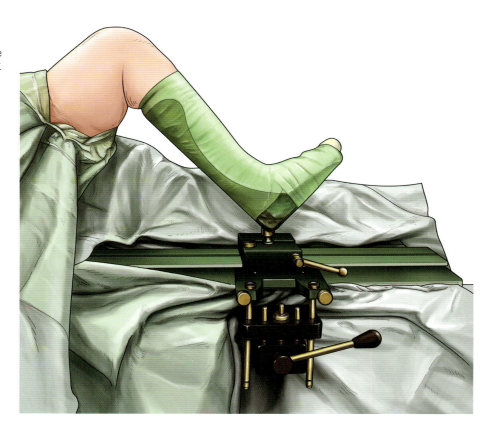

下肢ランドマーク

下肢アライメントの基準となる，①上前腸骨棘，②膝蓋骨，③脛骨粗面，④脛骨軸（脛骨中骨梁1/3），⑤足関節中心，⑥第2中足骨軸をマークする（図3）。

皮切（図4）

人工膝関節置換術（total knee arthroplasty；TKA）では，欧米を中心にanterior straight longitudinal incision（正中縦皮切）を推奨するものが多い。しかし，日本人では術後にひざまずき動作をすることが多く，手術痕部の刺激を避ける目的で，筆者らはanterior medial strait longitudinal incision（前内側縦皮切）を用いている。

膝蓋靱帯内側縁と平行に，関節面より3cm遠位から全長約10cmで手術を開始し，必要に応じて近位・遠位に層を延長して手術を進めている。

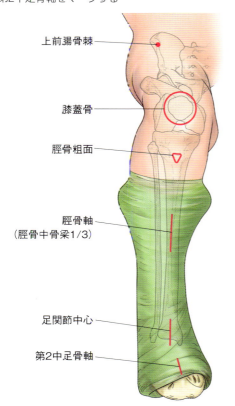

図3 下肢ランドマーク
下肢アライメントの基準となる，①上前腸骨棘，②膝蓋骨，③脛骨粗面，④脛骨軸（脛骨中骨梁1/3），⑤足関節中心，⑥第2中足骨軸をマークする

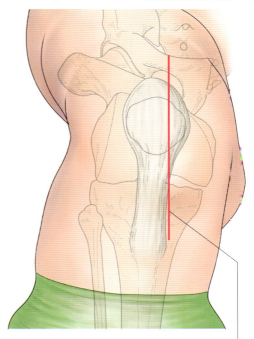

図4 皮切
日本人では術後にひざまずき動作をすることが多く，手術痕部の刺激を避ける目的で，筆者らはanterior medial strait longitudinal incision（前内側縦皮切）を用いている

皮下の展開

　皮膚と皮下組織を切開するとsuperficial fascial layerが現れる。これは，近位では大腿四頭筋の前方で脂肪層の間に存在する薄いdeep fascialであり，膝関節前面を薄く覆っている。近位での同定は比較的容易であるが，遠位膝蓋腱の高さでは内側広筋からの線維，厚い関節包からの線維と一緒になっているため区別は困難である。そのため，遠位ではsuperficial fascial layerと関節包を同時に切開することになる。この層まで一気に切開することが，術後の創トラブルを予防する。

> **Advice　皮下の展開のコツ**
> - 皮膚切開および関節の展開は，膝関節屈曲位で行うと切開部に適切なテンションが加わり操作がしやすい。
> - 皮膚への血流をできるだけ阻害しないようにするために，皮下切開は一気にsuperficial fascial layerに達することが重要である。
> - superficial fascial layerは，近位で内側広筋まで展開し，その前方で脂肪層との間の層を区別すると同定しやすい。

膝関節の展開

　膝関節展開方法は，内側進入法と外側進入法の2つに分けられる。内側からの進入法には，①medial parapatellar approach，②midvastas approach，③subvastus approachの3つがある。

　筆者らは，手技が簡便で膝関節の内側・外側すべてにわたり良好な視野の獲得が可能であり，肥満・関節拘縮・再置換例などでも近遠位への拡大が容易であることから，medial parapatellar approachを用いている。

　大腿直筋内側1/3（内側広筋縁より5mm外側部）より始まり膝蓋腱内側縁に至る切開を用いることで，膝蓋骨を翻転せずに手術を進めることが可能である（図5）。

内側解離

　内側半月板前角を切離して内側に牽引し，膝蓋腱付着部内側縁から骨膜下に内側の軟部組織を剥離し，脛骨内側の骨棘下に付着する関節包と内側側副靱帯（medial collateral ligament；MCL）深層を剥離して脛骨の骨棘を切除する。後方は半膜様筋腱付着部の前方まで剥離すれば十分である（図6）。

　この時点での内側解離は，大腿骨と脛骨の骨棘の切除と，内側sleeveの脛骨側骨膜下の剥離（遠位方向にはMCL深層付着部まで，後方は半膜様筋付着部の前方までのレベル）にとどめておく。

前方処置

大腿骨前方のnotchingを避け、大腿骨前後サイズ計測の精度向上のために、大腿骨近位前側の滑膜組織と脂肪組織を骨膜下に切除し、さらに同部位の骨棘も切除する。

膝蓋骨周囲および大腿四頭筋腱後面の余剰軟部組織を、patellar clunk syndrome予防のため切除する。また、深屈曲時に脛骨インサートとインピンジしないように、膝蓋下脂肪体は関節面側を中心に亜全摘する。

顆間部郭清

顆間部の骨棘を切除し、前十字靱帯(anterior cruciate ligament；ACL)・後十字靱帯(posterior cruciate ligament；PCL)を大腿骨、脛骨付着部より切除して顆間部を郭清する。

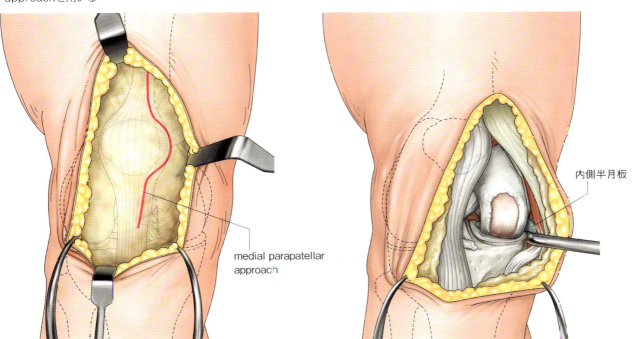

図5 膝関節の展開：medial parapatellar approach
手技が簡便で膝関節の内側・外側すべてにわたり良好な視野の獲得が可能であり、肥満・関節拘縮・再置換例などでも近遠位への拡大が容易であることから、medial parapatellar approachを用いる

図6 内側解離
膝蓋腱付着部内側縁から骨膜下に内側の軟部組織を剥離し、脛骨内側の骨棘下に付着する関節包とMCL深層を剥離して脛骨の骨棘を切除する

大腿骨遠位骨切り～伸展・屈曲ギャップの評価

大腿骨遠位骨切り

　術前立位下肢全長X線像より計測した大腿骨外反角で骨切りを行う．髄内ガイドを基準として骨切りし，骨切除量は原則としてインプラントの厚みと同じにする．髄内ロッド挿入部位の内外側，前後位置にも注意が必要である．

　切除した大腿骨内外顆の厚みをノギスで計測し，術前の予定通りの骨切り量か確認する．術前より屈曲拘縮の強い症例（約15°以上）では，あらかじめ大腿骨遠位を2mm多く切除し，伸展ギャップを確保してもよい．

脛骨近位骨切り

　軟部組織剥離を最小限にとどめ，骨棘を切除し脛骨を前方に脱臼させて脛骨近位の骨切りを行うことがポイントとなる．

　内側半月板と外側半月板の脛骨後方付着部（meniscal root）を切離し，ティビアルレトラクターをPCL脛骨側付着部に挿入すると比較的容易に脱臼可能となり，骨切り後の切除骨の摘出が容易になる（図7）．PCL脛骨側付着部中点と脛骨結節中1/3を結んだ線を脛骨の前後軸，脛骨結節中1/3と足関節中心を結んだ軸を正面の指標，脛骨骨軸を側面の指標として，後方傾斜は3°〜5°を目標に骨切りをしている．

　骨切除量は，術前に計画したインプラントの厚み分だけ切除する．内反変形膝の場合，外側関節面よりインプラントの厚み分だけ切除している．

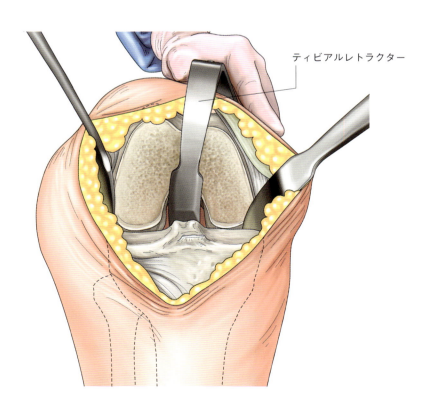

図7 脛骨近位骨切り
Meniscal rootを切離し，ティビアルレトラクターをPCL脛骨側付着部に挿入すると比較的容易に脱臼可能となり，骨切り後の切除骨の摘出が容易になる

伸展ギャップ，屈曲ギャップの評価

スペーサーブロックを用いて伸展ギャップを評価する．内側に1mm程度，外側に3mm程度の余裕をもたせたギャップを確認して記録する．大腿骨，スペーサーブロック，脛骨の中央が縦に並び，可及的に大腿骨，スペーサーブロック，脛骨の前後軸がそろうように回旋アライメントを調整して評価する．

大腿骨後顆を切除する前に，屈曲ギャップを評価する．膝関節90°屈曲位で，3°内反した屈曲ギャップ評価用のスペーサーブロックを用いて評価する．伸展ギャップ評価と同様に内側に1mm程度，外側に3mm程度の余裕をもたせたギャップを確認して記録する（図8）．

> **Advice**
> - 伸展ギャップと屈曲の内・外側ギャップに生じた差を，大腿骨コンポーネントの後顆骨切除量と回旋設置位置で調整する（表1）．
> - 大腿骨後果に骨棘がある場合，これを切除することで伸展ギャップが開大することが予想される．このため，大腿骨遠位，脛骨近位がインプラントの予測厚み分だけ切れていれば，この時点ではそれ以上の骨切りは追加しない．後果の骨棘をしっかり切除した後に，伸展ギャップが小さければ大腿骨遠位を，屈曲ギャップが小さければ脛骨近位を追加骨切りする．

図8 伸展ギャップ，屈曲ギャップの評価

それぞれのスペーサーブロックを用いて伸展と屈曲のギャップを評価する．伸展・屈曲とも内側に1mm程度，外側に3mm程度の余裕をもったギャップを至適ギャップとしている

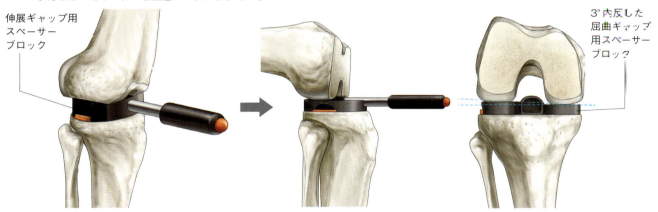

表1 伸展ギャップと比べた屈曲の内・外側ギャップ

伸展ギャップと屈曲の内・外側ギャップに生じた差を，大腿骨コンポーネントの後顆骨切除量と回旋設置位置で調整する

屈曲内側 \ 屈曲外側	Loose in lateral	Balanced in lateral	Tight in lateral
Loose in medial	後顆骨切りdown 大腿骨サイズup	外旋down （後顆骨切りdown） （大腿骨サイズup）	外旋down，down 後顆骨切りdown 大腿骨サイズup
Balanced in medial	外旋up	Perfect	外旋down
Tight in medial	外旋up，up 後顆骨切りup 大腿骨サイズdown	外旋up 後顆骨切りup 大腿骨サイズdown	後顆骨切りup 大腿骨サイズdown

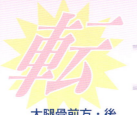

大腿骨前方・後顆骨切り〜トライアル・アライメントチェック

大腿骨前方・後顆骨切り

　Posterior reference法で骨切りを行うと，大腿骨後顆関節面を基準として骨切りを行うため，後顆の切除量は必ず一定で良好なflexion stabilityが確保できる。大腿骨コンポーネントを生理的な回旋設置位置にするために，術前計画した回旋角度で設置する。このとき，AP軸（Whiteside line），epicondyle軸（CEA，SEA）を同定し，大きな設置ミスがないか確認する。筆者らは，CEAとSEAの間に設置できればよしとしている（図9）。伸展ギャップと屈曲の内・外側ギャップに差が生じた場合は，表1に基づいて後顆骨切除量と回旋設置位置とで調整する。このとき，術前計画による回旋角度を指標とし，それに対しての内・外旋で調整する（hybrid technique）。

Advice
- 大腿骨後顆に骨棘がある場合，この時点で屈曲位で大腿骨を前方に持ち上げるようにして，後方の骨棘をしっかり切除する。

トライアル・アライメントチェック

　回旋ミスマッチを防ぐために，ROM法を用いて脛骨コンポーネントの回旋設置位置を決定する。この方法はまず，大腿骨トライアルコンポーネントを設置し，脛骨トライアルベースプレートに至適ポリエチレンインサートトライアルを乗せ，ピンを固定しない状態で挿入する。この状態で膝関節の伸展・屈曲を数回行った後に完全伸展すると，脛骨トライアルが大腿骨トライアルとの回旋が良好な位置に導かれるという方法である。しかし，1度の操作で決定するのは難しく，術者間での誤差も生じるのが実際である。そこで，完全伸展位付近で何度か脛骨トライアルをなじませるようにわずかに内・外旋させながら「最も座りのいい位置」に調整し設置する（図10）。

図9 AP軸およびepicondyle軸の同定

生理的な回旋位置に設置するためにAP軸（Whiteside line），epicondyle軸（CEA，SEA）を同定し，大きな設置ミスがないか確認する

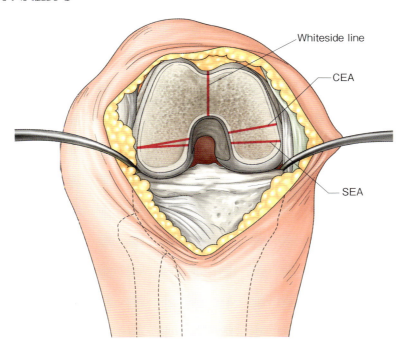

図10 ROM法による脛骨コンポーネントの回旋設置位置の決定

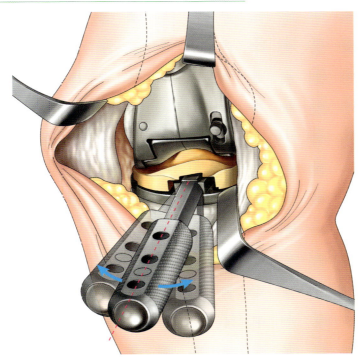

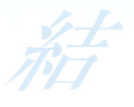

コンポーネントの設置

　骨セメントを用いてインプラントを固定する．このとき，骨とインプラントの接触面が血液や洗浄液で湿っていると，セメントの固定力が有意に低くなり，早期の緩みの原因となるので注意が必要である[2]．

創閉鎖

　ドレーンを留置し，術後出血・疼痛軽減のためにドレーンクランプ法を行っている．伸展機構，皮下組織，皮膚とも，屈曲位で縫合する．

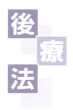

- 術後出血および疼痛対策として，ドレーンクランプとRanawatカクテルの関節包周囲注射を行っている．カクテルは，①1.0％ロピバカイン（10mL），②モルヒネ塩酸塩10mg（1mL），③アドレナリン0.1mg（0.1mL），④デキサメタゾン3.3g（1mL），⑤トラネキサム酸1g（10mL），⑥生理食塩水（20mL）の計42.1mLの半量21.05mLをインプラント設置前に関節包周囲に局注し，残り半量をドレーンクランプとして注入している．
- ドレーンクランプはクランプ後2時間でリリースし，48時間後に抜去する．
- 術後は，帰室時よりベッド上での下肢挙上訓練と足関節底背屈運動を開始し，術翌日より車椅子許可，術後2日（ドレーン抜去後）より持続的他動運動（continuous passive motion；CPM）を使用した可動域訓練と全荷重にて歩行訓練を開始する．

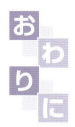
おわりに

　TKAの最大の目的は，膝関節痛の改善と膝関節の安定性を獲得し，適切なキネマティクスを再現することである．そのためには，正確な骨切りによる適正なアライメントと，適切な軟部組織バランスを得ることが最も重要である．近年，constitutional varusやkinematically alignedの概念も導入され，適切な軟部組織バランスを獲得するための基準となる骨切り角度が変化し，TKA初心者には骨切りの方法や術式の選択において混乱を招いている．しかし，現時点では大腿骨遠位・脛骨近位で下肢機能軸（mechanical axis）に垂直にインプラントが設置されていること，また大腿骨前顆・後顆では適切な回転軸に対して平行にインプラントが設置されていること，さらにインプラントと骨切り面が正確に適合することが重要であると考えている．

　骨切りの方法に関してはmeasured resection techniqueとgap balancing techniqueが主な方法であるが，今回は各方法の利点を取り入れた（measured resection techniqueの利点である正確な骨切りと適正なアライメントの獲得，gap balancing techniqueの利点である適切な軟部組織バランスの獲得）hybrid techniqueを紹介した．

文献

1) Johnson DP, Houghton TA, Radford P. Anterior midline or medial parapatellar incision for arthroplasty of the knee. A comparative study. J Bone Joint Surg Br 1986 ; 68 : 812-4.
2) Sheth NP, Husain A, Nelson CL. Surgical techniques for total knee arthroplasty: measured resection, gap balancing, and hybrid. J Am Acad Orthop Surg 2017 ; 25 : 499-508.
3) Akagi M, Oh M, Nonaka T, et al. An anteroposterior axis of the tibia for total knee arthroplasty. Clin Orthop Relat Res 2004 ; 420 : 213-9.
4) Matsuda S, Ito H. Ligament balancing in total knee arthroplasty-Medial stabilizing technique. AP-SMART 2015 ; 2 : 108-13.
5) Matsumoto T, Muratsu H, Kawakami Y, et al. Soft-tissue balancing in total knee arthroplasty: cruciate-retaining versus posterior-stabilised, and measured-resection versus gap technique. Int Orthop 2014 ; 38 : 531-7.

人工膝関節単顆置換術（UKA）

本庄総合病院整形外科　鈴木　元

適応病態

変形性膝関節症，大腿骨顆部骨壊死において以下の条件が必須である。なお，関節リウマチは適応外である。
① 対側のコンパートメントが保たれていること。
② 前十字靱帯を含む靱帯機能が保たれていること。
③ 屈曲拘縮15°以下，屈曲110°以上。
④ 15°以内の内反変形［FTA（femorotibial angle）＜190°が目安］。
⑤ 外反ストレスX線像でFTAが180°以下に矯正できる。
⑥ 膝蓋関節の変性はあっても症状がないこと。
⑦ 60歳以上

術前シミュレーション

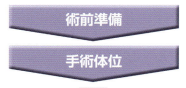

術前準備
- アライメント，脛骨骨切り量の把握
- インプラントサイズの確認

手術体位
- 体位保持器を用いた仰臥位

皮切
- 内側縦斜切開

関節の展開
- 膝蓋骨を少し外側にシフトできると，この後が容易

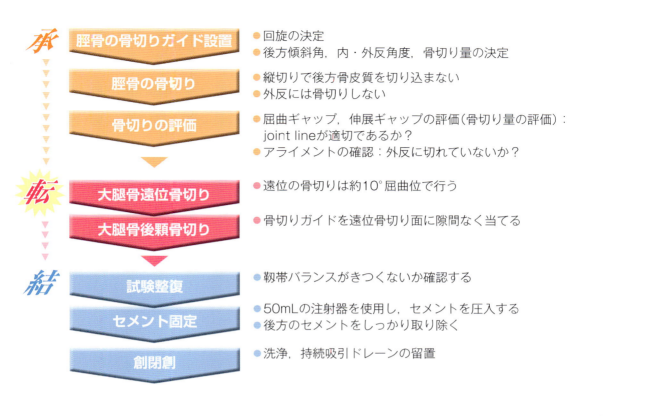

本稿では，典型的な内反変形膝を例として，筆者が最も使用しているTriathlon®PKR（Stryker社）による手術手技について述べる。

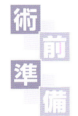

膝関節の単純X線立位正面像，側面像，軸位像，立位両下肢全長正面像，膝内・外反ストレス撮影正面像および膝MRIが必須である。

①前十字靱帯（anterior cruciate ligament；ACL）を含むすべての靱帯機能が正常であることを，MRIで確認する。

②外反ストレス撮影像で，FTAが180°以下に矯正されること，外側の関節裂隙が保たれていることを確認する。FTAが170°以下に過矯正されてしまう症例は術後過外反になるおそれがあるため，mobile型は適応外と思われる。

③作図は外反ストレス撮影正面像，側面像にて行っている（図1）。

外反ストレス撮影正面像

・脛骨骨切りにおける横切りの決定：外側関節裂隙の中央，もしくは脛骨外側関節面の3mm近位から，脛骨骨軸の垂線より約3°内反する線を引き，その高さを内側のjoint lineとしている。そのjoint lineに最も薄い8mmの脛骨インプラント上縁が接するようにして，横切りの骨切り量を決定している。通常，脛骨内側最下面より2〜5mm下となる。

・脛骨骨切りの縦切り：内側顆間隆起の7合目くらいで行うため，それに合ったインプラントサイズを確認しておく。

図1 脛骨の骨切り位置の作図：膝関節外反ストレス撮影X線正面像

膝関節3°内反で骨切りを行う

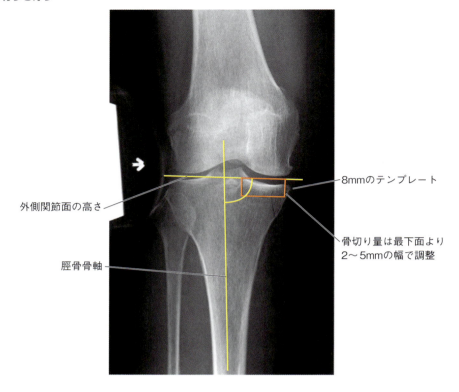

- 外側関節面の高さ
- 脛骨骨軸
- 8mmのテンプレート
- 骨切り量は最下面より2〜5mmの幅で調整

側面像

・側面像で脛骨の後傾角を計測し，脛骨のインプラントサイズを確認する。
・大腿骨のインプラントは，大腿骨軸に対して伸展位には設置しないよう約10°屈曲位で作図し，インプラントサイズを確認しておく。

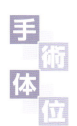

手術体位

① 仰臥位で，大腿部近位にターニケットを巻いておく。
② 足板を3つ使用し，2段階の膝屈曲での保持ができるようにしておく。1つは膝関節約60°屈曲位，もう1つは約100°屈曲位になるように足板を合わせ，最後の1つを手術肢の大腿外側（ターニケット）に当てておき，手を離しても膝関節の屈曲が保持できるようにしておく（図2a）。
③ 大腿骨頭中心にマークを付けておく。筆者は上前腸骨棘から約2横指内側に生理食塩水の蓋を張り付けている（図2b）。
④ 消毒は手術肢の大腿から足趾まで行って足袋で覆い，被布で非清潔部分を覆う。

図2 手術体位

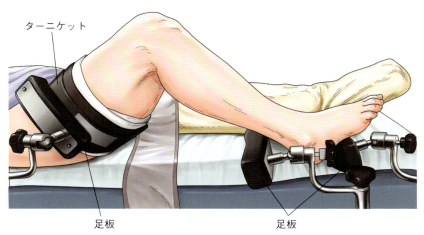

a　ターニケット　足板　足板

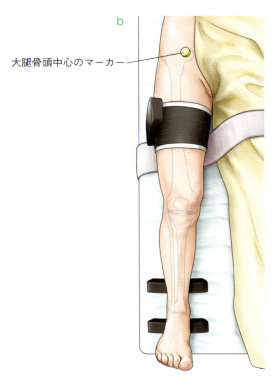

b　大腿骨頭中心のマーカー

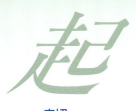

皮切〜
関節の展開

皮切（図3）

膝蓋骨頂点の高さで2横指内側，1横指遠位から脛骨粗面の内側縁に向けて約8cmの縦斜切開を用いる。

関節の展開（図4）

筆者は内側傍膝蓋切開で進入し，いわゆるmini parapatellar approachで行っている。膝蓋骨を少し外側へシフトさせることができると手術が非常にやりやすいため，内側広筋付着部にも切開を加えている。

膝蓋下脂肪体は視野の確保ができる最小限の切除とする。脛骨側の剥離は，骨棘を切除が可能な最小限の剥離とし，関節面から遠位5mm程度までとしている。内側側副靱帯（medial collateral ligament；MCL）深層は剥離しないように注意しなければならない。大腿骨，脛骨内側の骨棘を切除し，大腿骨内顆外側縁の骨棘をACLが損傷しないように注意しながら切除する。

ここで内側半月板の前節から中節を可能な範囲で切除しておくと，視野が良好になる。

図3 皮切

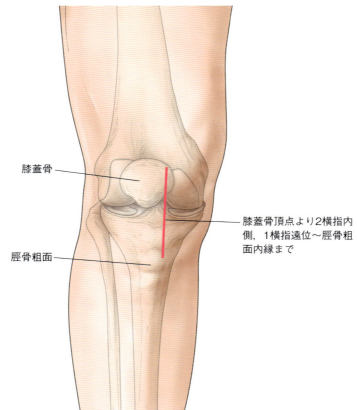

図4 関節の展開

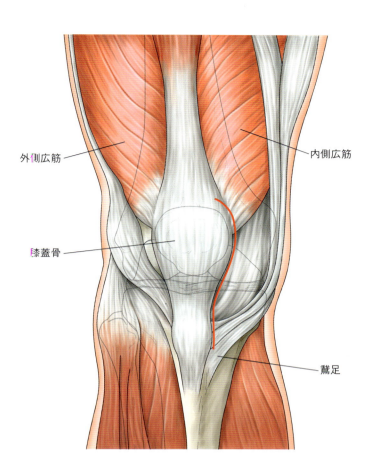

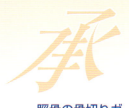

脛骨の骨切除は，gap techniqueにおいてすべてのアライメントの基準となるため最重要事項である。

脛骨の骨切りガイド設置～骨切りの評価

脛骨の骨切りガイド設置

▶回旋の決定（図5）

筆者は，3つの回旋の指標を参考としている。1つはシェークスピアライン（骨棘切除後の大腿骨最遠位部中点と内側後顆最低部中点を結んだライン）である[1]。そのラインとの接点を脛骨関節面に90°屈曲位と軽度屈曲位でマークし，結ぶことで回旋の指標としている。脛骨に接点をマークする際に，脛骨を把持し膝を屈曲・伸展させるが，脛骨がローテーションしないよう注意する。

2つめは大腿骨頭中心であり，3つめは骨棘を切除した後の大腿骨顆間部内側壁である[2]。膝関節90°屈曲位にして，脛骨内側顆間隆起の中腹から大腿骨頭中心に向けて，大腿骨顆間部内側壁に沿わせて電気メスで脛骨にラインを引く。その際に，脛骨が回旋していないか確認しておく。

▶後方傾斜角，内・外反角度，骨切り量の決定

脛骨の骨切りガイドを固定するためのピンを，決定した回旋と平行にしてACLの前方に入れる。その際，ピン刺入部が縦切りラインから近すぎると骨が割れることがあるため，約5mm外側に刺入する。

図5 脛骨回旋の程度の決定

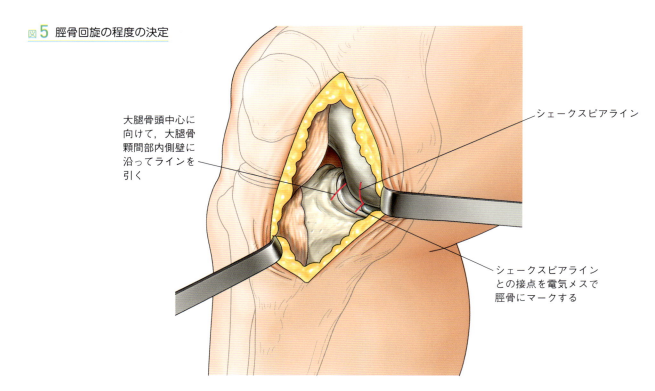

後方傾斜角は患者個々の後傾角に合わせるようにしている.ただし,10°を超えるような後傾角の場合は前後不安定性が残存する可能性があるため,10°で骨切りしている.

内・外反は0〜3°内反を目標にしている.決して外反にならないように注意しなければならない.

骨切り量は術前に作図した量で行う.ただし,切り過ぎると骨折のリスクも上昇するため,切り過ぎないようにする.必要であれば追加骨切りするほうが安全である.

脛骨の骨切り

筆者は最初に横切りから行っている.MCLを損傷しないようにレトラクターを脛骨内縁に沿って入れておく(図6a).

次に縦切りを行う.先ほど引いたラインに沿って骨切りをする(図6b).後方骨皮質を切り込むと骨折のリスクが増大するため[3],手元は上げないように注意し,前方から徐々に切っていく.

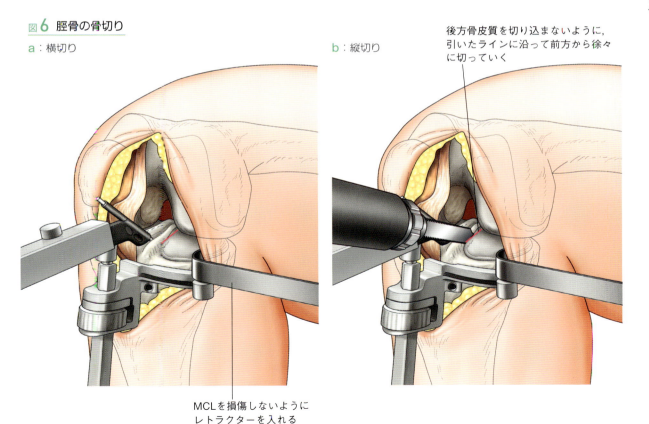

図6 脛骨の骨切り
a:横切り
b:縦切り

後方骨皮質を切り込まないように,引いたラインに沿って前方から徐々に切っていく

MCLを損傷しないようにレトラクターを入れる

骨切りの評価

　まず，切除した骨を評価する．作図での骨切り量と比較し，適切な厚みで切れているか，後方傾斜が適切であったかを確認し，次に脛骨トライアルと重ね，おおよそのインプラントサイズをみておく（図7）．

　膝関節屈曲90°で，脛骨インプラントの最薄8mmのスペーサーが入るかを確認する．スペーサーを入れるときに，きつくて大腿骨が大きく外旋する場合は，脛骨骨切り量が少ない可能性を考慮する．

　次に，屈曲10°でスペーサーを入れる．通常の変形性膝関節症（osteoarthritis of the knee；膝OA）では，大腿骨遠位の軟骨が削れているため，屈曲90°よりも1〜2mm大きなgapになる．ここで8mmのスペーサーが入らないときは脛骨の骨切りが少ないので，脛骨の追加骨切りをする．屈曲・伸展とも最低限8mmのスペースを確保しなければならない．屈曲・伸展ともに8mm以上のスペーサーがスムースに入った後に，アライメントガイドでアライメントを確認する（図8）．

　骨切りが適切なら，アライメントガイドのロッドは大腿骨頭中心よりやや内側から，足関節中心のやや内側へ向かう．

> **Advice　脛骨の骨切りが最重要！**
> - gapを評価する際にレトラクターが入っていると正確に測れないため，レトラクターは抜いておく．屈曲gapの評価では，大腿骨後面を把持し，踵を浮かせた状態にして計測する．
> - 追加骨切りしていくと，脛骨の最下面から何mm切ったのかがわからなくなっていくが，顆間部の骨切り量で切り過ぎていないかを確認できる（図9）．また，スペーサーを入れて外側関節面よりも高くなっていないか，過度に低くなっていないかも確認する．

図7　脛骨切除骨とインプラントの比較

脛骨の切除骨と脛骨トライアルを重ね，おおよそのインプラントサイズをみておく

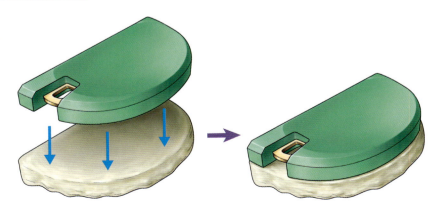

図8 下肢アライメントの確認

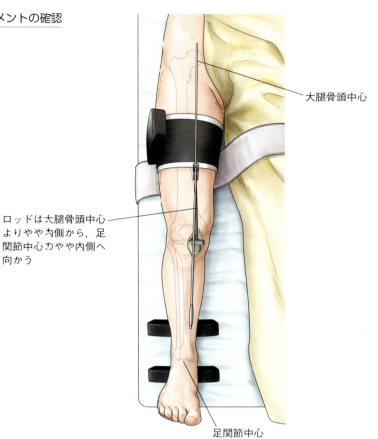

大腿骨頭中心

ロッドは大腿骨頭中心よりやや内側から，足関節中心のやや内側へ向かう

足関節中心

図9 脛骨骨切り後の骨切り量の確認

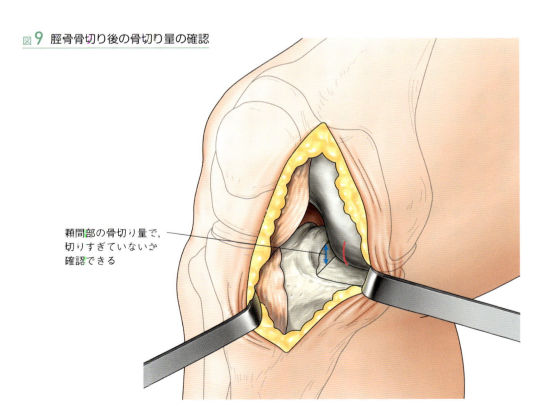

顆間部の骨切り量で，切りすぎていないか確認できる

大腿骨遠位骨切り〜大腿骨後顆骨切り

大腿骨遠位骨切り（図10）

大腿骨遠位の骨切りは，大腿骨のbowingと後顆のカバーレイジを考え，術前計画を参考に屈曲約10°を目標に骨切りしている。骨切りは膝関節伸展位で行うが，MCLをレトラクトしておく。また，後方を損傷しないように最後までは骨切りせず，骨切りガイドを外して屈曲位にして仕上げたほうが安全である。

遠位の骨切り量は屈曲gapと伸展gapの差で決定されるが，伸展位で術後外反になることを避けるため，1mm多めに切除している。切除後，最薄の15mmのスペーサーが伸展位でスムースに入るか，またアライメントガイドでアライメントを確認する。

大腿骨後顆骨切り（図11）

大腿骨後顆の骨切りは大腿骨の回旋を決定するため，重要である。屈曲gapがきつすぎると大腿骨が大きく外旋し，インプラントが内旋設置になってしまうので注意を要する。

骨切り量はインプラントの厚みの7mmと決まっている。計測したスペーサーを入れ，骨切りガイドを設置する。ガイドが大腿骨遠位骨切り面に隙間なく当たるようにすることが最も重要であり，膝関節を屈曲・伸展させて調節する。

切除後，最薄の15mmのスペーサーが，屈曲90°でスムースに入るか確認する。骨切りが終了したところで内側半月板を切除する。また，大腿骨後方の骨棘があれば切除する。

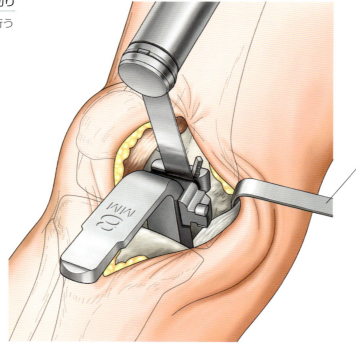

図10 大腿骨遠位骨切り
軽度屈曲位で骨切りを行う

MCLを損傷しないようにレトラクターを入れる

図11 大腿骨後顆骨切り

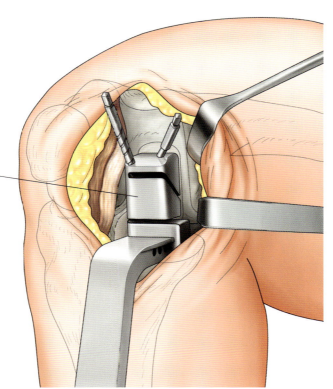

骨切りガイドを，遠位骨切り面に隙間なく当てる

試験整復～
創閉鎖

試験整復

　インプラントサイズの最終確認をして，トライアルを入れ，靱帯バランスを確認する。脛骨インプラントは内側よりはみ出すとMCLと擦れて痛みの原因となるため，内側にはみ出さないサイズにしている。サイズダウンすると前後が余ってしまうが，その際は後方からはみ出さないように，後方に合わせて設置している。

　膝関節の完全伸展ができるかを確認する。屈曲10°，90°で1.5mmのゲージは入るが，2.5mmのゲージは入らないことが理想である。

セメント固定

　脛骨側から開始する。セメントが手に付かなくなる前から，50mLの注射器にセメントを入れておく。脛骨ペグホールにセメントを圧入し，脛骨全体に薄く擦り込むよう行っている(図12)。また，脛骨インプラントにもペグを中心に塗布する。関節面の後方にはみ出たセメントは掻き出しにくいので，後方は特に薄めにしておく。余分なセメントを除去するが，特に後方と縦切り部をしっかり確認する。

　次に，大腿骨のペグホールにもセメントを圧入し，遠位に擦り込むように塗布する。大腿骨インプラントにはペグと後顆にのみセメントを塗布しておく。

　軽度屈曲位のままインプラントを叩いて圧着する。特に後方の余分なセメントを除去し，トライアルを入れて，セメントが固まるまで膝関節45°屈曲位で圧着させる。

図12 セメントの塗り方

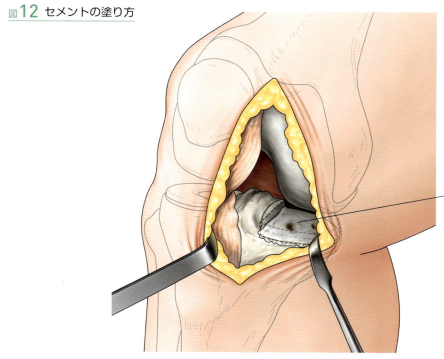

セメントは脛骨全体に薄く擦り込む。特に後方は薄めにしておく

最終的なポリエチレンの厚さは，1.5mmのフィラーゲージが比較的スムースに入る厚さを選択する。

> **Advice** セメント固定
> - 脛骨インプラントの挿入時に強く叩き込むとplateau骨折を起こすことがあるので，あまり叩かないように圧着している。
> - 大腿骨インプラントは，屈曲gapがきついと入れづらいことがある。深屈曲位で後方のペグを少しだけペグホールに入れ，軽度伸展して前方のペグを入れたら，軽度屈曲位のままインプラントを叩いて圧着する。

創閉鎖

十分に洗浄し，持続吸引ドレーンを留置し，各層縫合し，皮下を埋没縫合し創を閉鎖する。

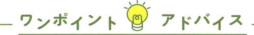

- 後から修正することが困難であるため，一つひとつの手技を確認して確実に行うことが重要である。

特に制限はしていない。術翌日にドレーンを抜去し，大腿四頭筋の等尺性収縮運動，膝関節可動域訓練，下肢挙上訓練，全荷重での歩行訓練を開始する。

文献

1) Shakespeare D, Ledger M, Kinzel V. The influence of the tibial sagittal cut on component position in the Oxford knee. Knee 2005 ; 12 : 169-76.
2) Kawahara S, Matsuda S, Okazaki K, et al. Is the medial wall of the intercondylar notch useful for tibial rotational reference in unicompartmental knee arthroplasty?. Clin Orthop Relat Res 2012 ; 470 : 1177-84.
3) Clarius M, Hass D, Aldinger PR, et al. Periprosthetic tibial fractures in unicompartmental knee arthroplasty as a function of extended sagittal saw cuts : an experimental study. Knee 2010 ; 17 : 57-60.

Pilon骨折に対するORIF

香川県立中央病院整形外科　長野博志

適応病態

①関節内骨折であるpilon骨折は，転位がほとんどない場合や全身状態が悪い場合を除き，ほとんどのケースで手術の適応となる。

②プレート固定が基本であるが，骨折の型や粉砕の程度，軟部組織の損傷状態などによって，創外固定や髄内釘を選択する場合もある。

術前シミュレーション

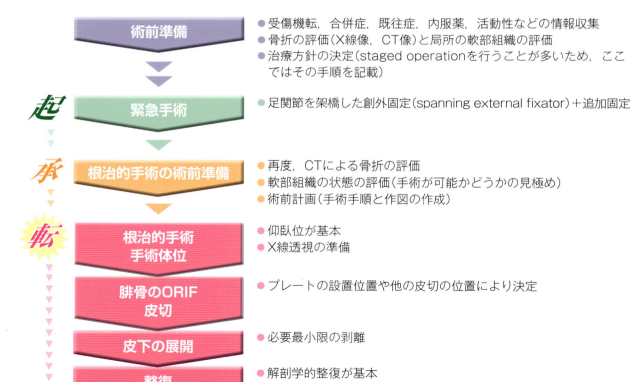

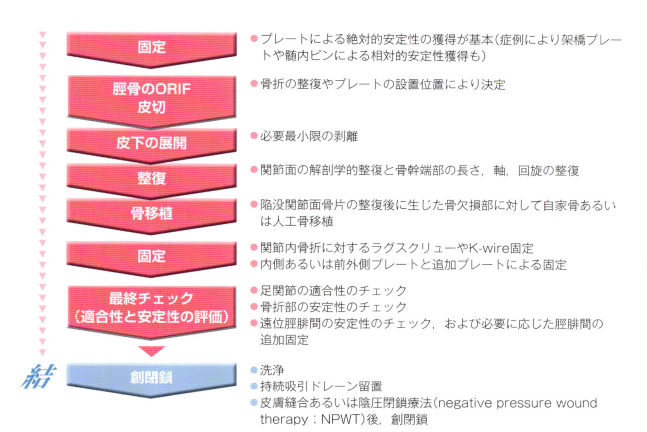

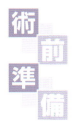

夜間や休日などスタッフが手薄な時間帯に患者が搬入され，若手の医師のみで対応せざるをえない場合もある。初期対応を誤ると，そのサルベージのために余計な時間と労力を費やすこととなる。

①受傷機転，合併症，既往症，内服薬，活動性などを的確に情報収集する。高度の骨粗鬆症や血流障害，糖尿病，肝機能障害などの内科的合併症，抗凝固薬やステロイドの内服，さらに喫煙などは要注意である。Pilon骨折はこれらの影響をより受けやすく，容易に局所合併症を引き起こす。

②骨折の評価（X線像，CT像）と局所の軟部組織評価は，治療方針を決定するうえで同程度の重要性をもっている。ただし，軟部組織の状態は開放創の大きさやコンパートメント症候群の合併など判断しやすい状態ばかりではなく，その後に起こる腫脹によるダメージや剥奪創の壊死範囲というような，当初は予測や判断ができない部分も含まれる（図1）。これらを考慮して，最終的な治療法をイメージしなくてはならない点が，初期治療の難しいところである。

③判断に迷うケースも含めて，多くの場合，初期治療は無理をすることなく，アライメントを整え局所の安静を図る目的で，足関節を架橋した創外固定を行うのが一般的である。軟部組織の状態が悪い症例に対してstaged operationを行うことにより，良好な成績が得られる[1]。

図1 軟部組織の評価

軟部組織の状態は，出血や腫脹，骨折の転位などのため刻々と悪化する
a：非開放骨折
b：開放骨折

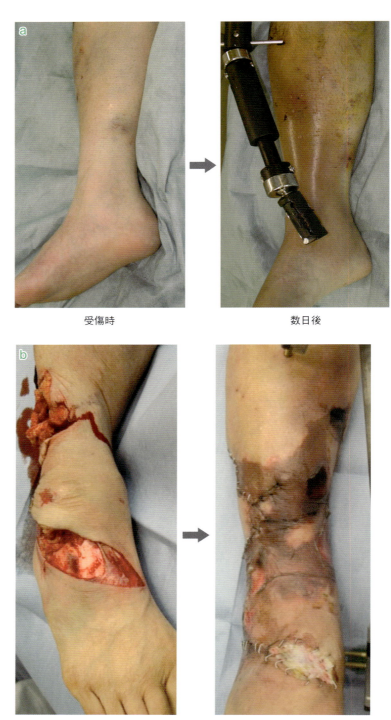

受傷時　　　　　　　数日後

受傷時　　　　　　　数日後

緊急手術

ここでは，足関節を架橋した創外固定（spanning external fixator）＋追加固定について解説する。

①仰臥位で行う。さまざまな創外固定および固定法があるが，筆者らは簡便で安定性がよいという理由で，モジュラー型創外固定を使用することが多い。脛骨近位にはハーフピン2本，遠位は踵骨に貫通ピンを1〜2本挿入し固定する（図2）。足関節の内・外反のアライメントの整復・固定が得られやすく，安定性も高い。

②創外固定により骨折部のアライメントを整え安定化させることは，軟部組織を保護し，局所のダメージを最小限にする効果がある（local damage control）。また，ligamentotaxisを利用することにより，整復位をある程度獲得できる。

③腓骨の整復・固定については症例ごとに考えるべきであるが，経験を積むまでは無理に固定する必要はないと考える。

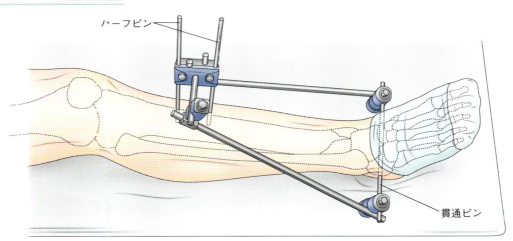

図2 モジュラー型創外固定器

> **Advice**
> - 脛骨に挿入するピンは，将来使用するプレートに干渉しないよう距離を置いて挿入する．
> - 腓骨の固定を行う場合，二期的手術での皮切を念頭に，皮切を加える．
> - 開放骨折で関節面の整復が可能な場合は，直視下に整復してK-wireやスクリューで固定することも考慮する．
> - 軟部組織の腫脹の早期改善目的に，下腿を浮かせて固定する「やぐらいらず」は有用である（図3）．

図3 やぐらいらず

創外固定にバーを追加して下腿をベッドから少し浮かせることを「やぐらいらず」という．下腿後面を浮かせることにより，腫脹の軽減に有効である

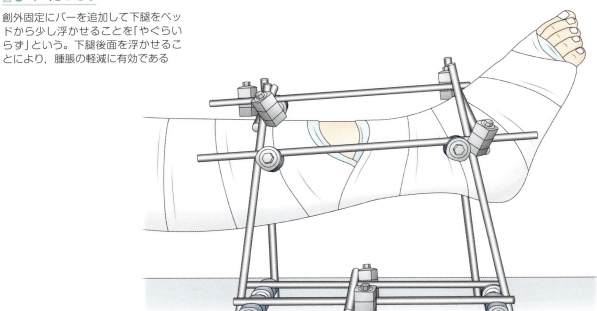

根治的手術の術前計画

根治的手術の術前計画

　この術前計画が最も重要なステップである。CTを再度撮像し，それを基に綿密な術前計画を立てる。

①骨折のタイプの見極め：Pilon骨折は腓骨の骨折の形態から，tension failure，compression failure，intact fibulaの3つに分けることができる（図4）。これは，受傷時のX線像で判断可能である。これらのタイプによって，アプローチも固定法も異なる。

②脛骨関節内骨折の把握：これには，ほぼ一定のパターンがある[2]。前脛腓靱帯の付着する前外側骨片（Tillaux-Chaput骨片），後脛腓靱帯の付着する後外側骨片（Volkmann骨片），そして三角靱帯の付着する内側骨片が3つの主な骨片であり（図5），さらに粉砕や陥没を伴った小骨片が存在する。各骨片が経皮的に整復・固定が可能か，観血整復が必要かなどを検討する（図6）。脛骨と腓骨が距骨との関係において正確な位置関係にあること，遠位脛腓骨間の安定性の獲得が重要である。

図4　腓骨の骨折の転位方向に注目した分類

a：Tension failure。骨折部が内反，腓骨も内反しているタイプ。腓骨は単純骨折であることが多い
b：Compression failure。骨折部が外反，腓骨も外反しているタイプ。腓骨は粉砕骨折であることが多い
c：Intact fibula。腓骨骨折がなく，天蓋部が距骨により突き上げられ粉砕しているタイプ

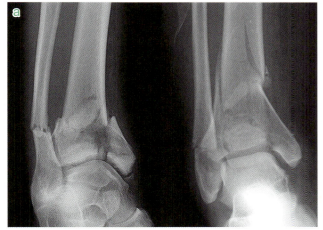
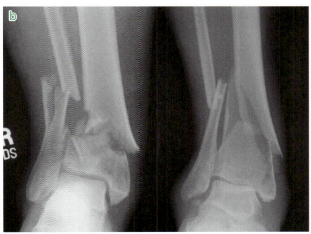
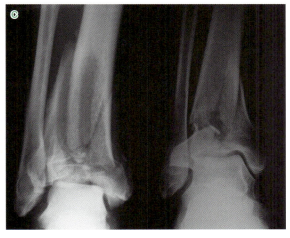

図5 脛骨関節内骨折の形態の例

a：横断面

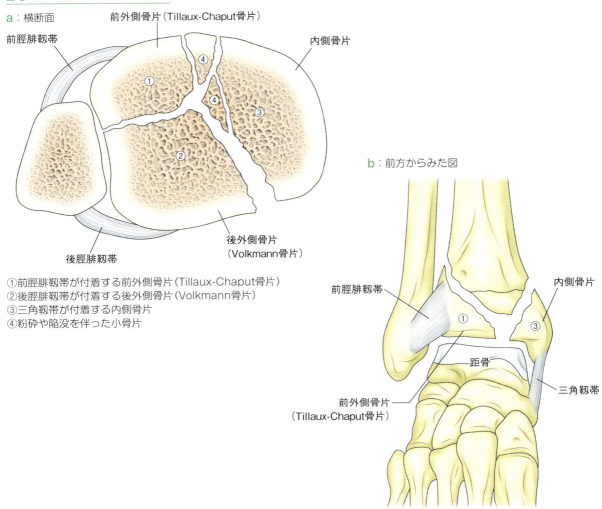

b：前方からみた図

①前脛腓靱帯が付着する前外側骨片（Tillaux-Chaput骨片）
②後脛腓靱帯が付着する後外側骨片（Volkmann骨片）
③三角靱帯が付着する内側骨片
④粉砕や陥没を伴った小骨片

c：主な骨折線の通り道

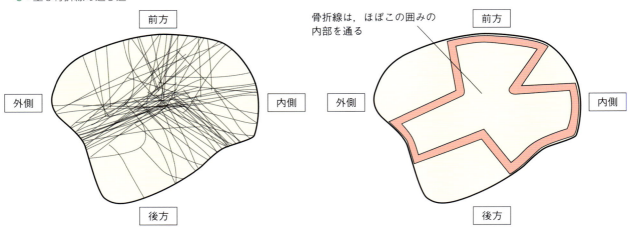

（文献2より引用）

図6 関節面の整復と固定

各骨片が経皮的に整復固定が可能か，観血整復が必要かなどを検討する

a

b

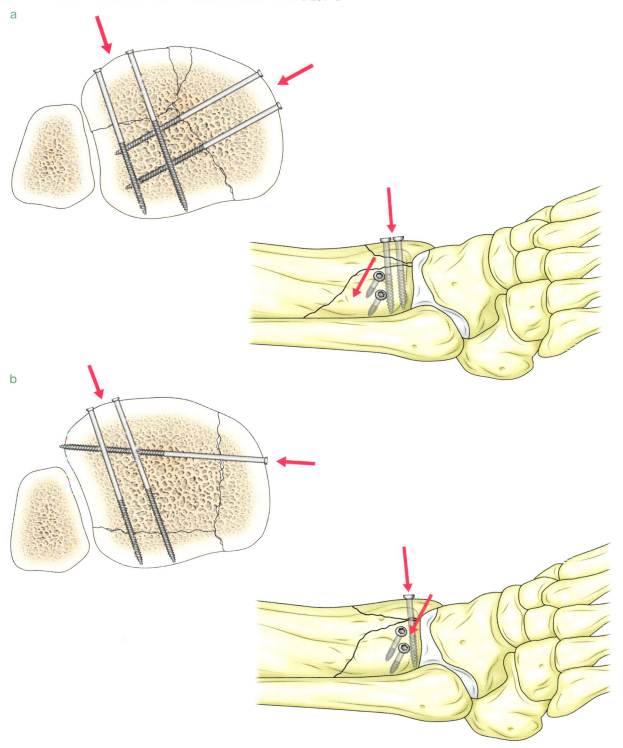

③皮切の位置と長さ：皮切が2箇所以上必要となるケースがあるが，その場合，皮切の間隔を5cm以上空けるようにし[3]，その間の皮下組織はできるだけ剥離しないようにする（皮膚への穿通枝を損傷しないため）。MIPO（minimally invasive plate osteosynthesis）や経皮的スクリュー固定が可能な場合は小切開とし，周辺組織の剥離は行わない。おおまかな皮膚支配血管を図7に示す。

④固定する順番：原則は腓骨からであるが，腓骨の粉砕が強く脛骨の整復が容易な場合は，先に脛骨を整復・固定し，後に腓骨を固定する。骨折部が安定するインプラントと固定法を選択し，手術手順の作成と作図をしたうえで手術に臨む。

⑤手術の時期は，腫脹が軽減して皮膚にしわが現れるまで待つ（wrinkle sign）。一般には受傷後1週間以上の待機が必要である（図8）。

> **Advice**
> - Pilon骨折は手術難易度の高い骨折の一つであり，中・上級者向けの骨折といえる。骨折の整復・固定だけではなく，軟部組織にも十分に配慮しなければ，感染や皮膚壊死などの重篤な合併症を引き起こす。
> - 前脛腓靱帯の付着する前外側骨片（Tillaux-Chaput骨片），後脛腓靱帯の付着する後外側骨片（Volkmann骨片）は，腓骨との関係においても極めて重要である。ただし，靱帯が損傷している場合もあるため注意が必要である。

図7 各動脈の支配領域
a：腓骨動脈のアンギオソーマ
b：後脛骨動脈のアンギオソーマ

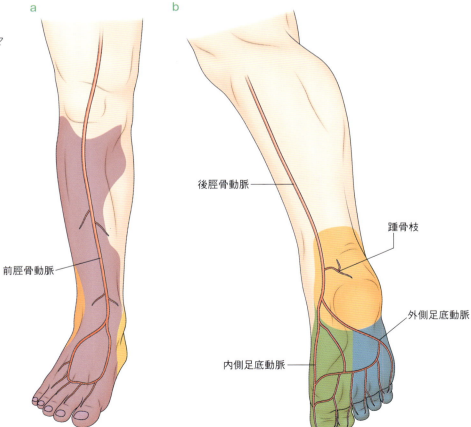

図7 各動脈の支配領域（つづき）

c：前脛骨動脈のアンギオソーマ
d：動脈の支配が重ならない部位からのアプローチは危険である

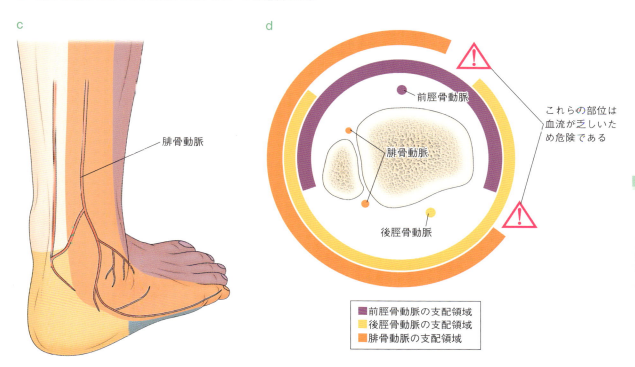

図8 根治的手術の時期

皮膚にしわが現れてから根治手術を行う。一般に，受傷後1週間以上かかる
a：腫脹がみられる
b：腫脹が軽減し，皮膚にしわがみられる

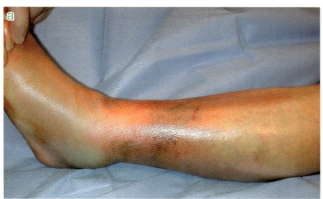
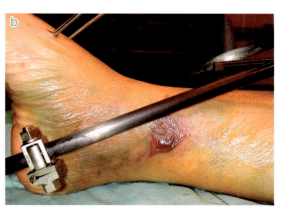

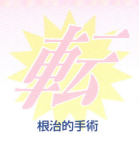

根治的手術

手術体位

手術体位は仰臥位とし，創外固定は装着したままとする．創外固定のバーはカーボンのものを使用すれば，X線透視の側面像もみやすくなる（図9）．

Tension failure

骨折部が内反，腓骨も内反しているタイプである（図10）．腓骨は単純骨折であることが多い．脛骨のプレート固定は，内側にbuttress plate固定が基本である．

- 腓骨のORIF
・皮切：脛骨の皮切を考慮して後方凸のJ型切開を行うことが多い．
・皮下の展開：浅腓骨神経に注意し骨折部を展開する．
・整復・固定：単純骨折や楔状骨折においては解剖学的整復を行い，ラグスクリュー＋中和プレートや圧迫プレート法でプレート固定を行う．粉砕が強い場合は，ロッキングプレートを用いて架橋プレート法で固定する．

- 脛骨のORIF
・皮切：脛骨内側にプレートを置くため，前内側アプローチが一般的であるが，整復位が得られている場合は内側アプローチ（MIPO法）も選択できる．前内側アプローチは，足関節のおよそ5〜8cm近位かつ脛骨稜の1横指内側の位置から，遠位に向かって足関節レベルで前脛骨筋腱に沿って舟状骨に達する（図11）．脛骨前面からの骨片整復が必要な場合は，皮切の走行を内側にカーブさせず，より直線的にする．脛骨前方と内側にプレート設置が可能である．

図9 手術体位

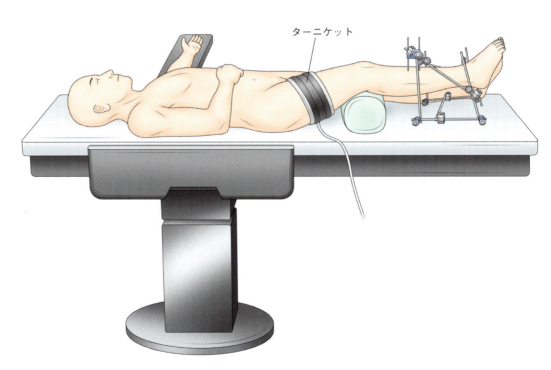

図10 Tension failure：X線像

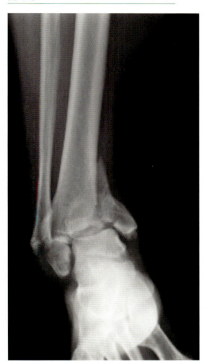

図11 脛骨の皮切：前内側アプローチ

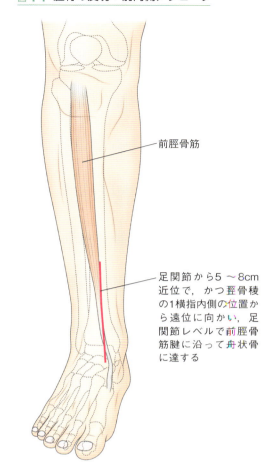

前脛骨筋

足関節から5〜8cm近位で，かつ脛骨稜の1横指内側の位置から遠位に向かい，足関節レベルで前脛骨筋腱に沿って舟状骨に達する

- 皮下の展開：前脛骨筋腱の内側から侵入する。関節面の切開は，整復の必要な骨折部分で縦切開を基本とする。前方関節包の横切開は，骨片の血流を考えて最小限とする。
- 整復・骨移植・固定：関節内骨折に関しては解剖学的整復を目指す。前方あるいは内側の骨片を反転し，Volkmann骨片を腓骨および距骨と正常な関係に戻し，K-wireで仮固定（正常な関係にある場合はそのまま）する。次にTillaux-Chaput骨片，さらに内果骨片を整復し，仮固定する。骨片間の固定はラグスクリューあるいはプレート固定のスクリューとする（図12）。内果の肩の部分に陥没転位している骨片があれば，距骨を鋳型に骨片を整復し，その上方部にできた骨欠損部に骨移植（自家骨あるいは人工骨）を行い，ラグスクリューやK-wireで固定する。骨幹端部に関しては，粉砕が強ければ各骨片の整復にはこだわらず，軸と回旋および長さの整復を意識する。単純骨折や楔状骨折で解剖学的整復が可能な場合は，解剖学的整復と絶対的安定性を得ることもできる。プレートは内側に設置する（図13）。

Advice
- 皮下の展開の際には，前脛骨筋腱の腱鞘を損傷しないように注意する。術後に腱のbowstring現象や，腱鞘からの滲出液が原因の創治癒遅延を避けるためである。

図12 骨片の固定
関節内骨片の解剖学的整復とスクリューによる内固定

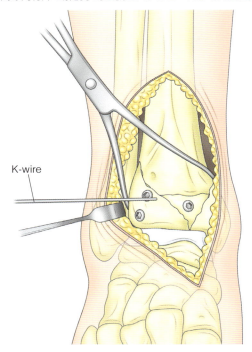

図13 内側buttress plate

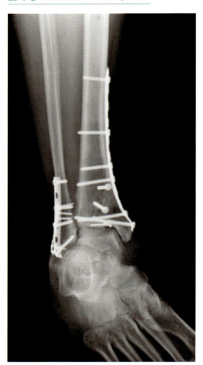

◀Compression failure

骨折部が外反，腓骨も外反しているタイプである．腓骨は粉砕骨折であることが多い．脛骨のプレート固定は前外側にbuttress plateが基本となる（図14）．

> **Advice**
> ● 腓骨の粉砕がある場合，CT像で腓骨の遠位骨片と距骨の関係を確認する．もし短縮や回旋異常が起こっていれば，腓骨遠位骨片と距骨を正常な位置関係に戻し，それらを仮固定する．その距骨を鋳型として，脛骨の整復・固定を行う．腓骨遠位骨片と距骨の関係を正確に整復しておけば，脛骨関節面を距骨に合わせて正確に整復すれば，脛骨の関節面を含む遠位骨片と腓骨遠位骨片と距骨の関係は正確なものとなる．C型の骨折をまずA型の関節外骨折にし，脛骨と腓骨の近位骨片と一塊となった関節骨片を整復・固定する．

◀脛骨のORIF

・皮切：前外側アプローチが基本である．足関節近位から脛骨稜の外側3cmのラインに沿って縦切開を行う．遠位は第4中足骨に達する（図15）．必要であれば内側に別皮切を加え，整復・固定を行う．
・皮下の展開：前方コンパートメントの筋膜を縦切し，長趾伸筋と腓骨の間を展開して長趾伸筋を骨間膜より持ち上げると，前脛腓靱帯から関節包前面が露出される．関節包の切開は骨折部で行う（図16）．
・整復・骨移植・固定：Tillaux-Chaput骨片の内側を縦切開し，足関節に到達する．それを外側に反転し，Volkmann骨片と腓骨および距骨を正常な関係に戻して仮固定する（正

図14 Compression failureの外側buttress plate固定

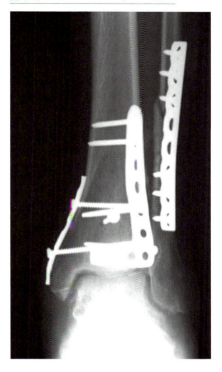

図15 前外側アプローチ

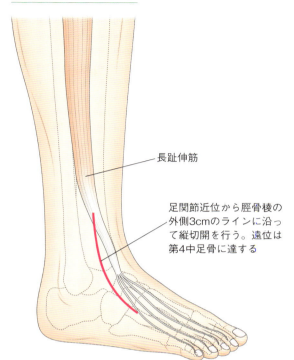

長趾伸筋

足関節近位から脛骨稜の外側3cmのラインに沿って縦切開を行う。遠位は第4中足骨に達する

図16 皮下の展開

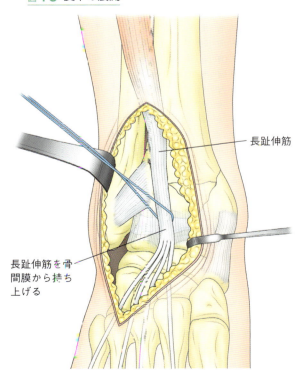

長趾伸筋

長趾伸筋を骨間膜から持ち上げる

図17 プレート固定

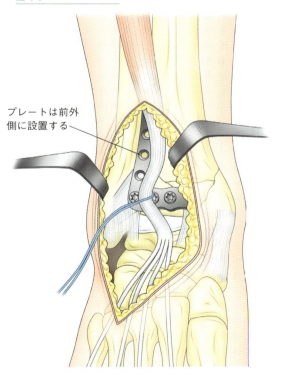

プレートは前外側に設置する

Pilon骨折に対するORIF

常な関係にある場合はそのまま）。さらに，内果と前外側骨片を整復する。骨片間の固定には，ラグスクリューあるいはK-wireを用いる。骨幹端部に関しては，粉砕が強ければ各骨片の整復にはこだわらず，軸と回旋および長さの整復を意識する。解剖学的整復が可能な場合は絶対的安定性を得ることもできる。プレートは前外側に設置する（図17）。

> **Advice**
> ● 皮下の展開の際には，前脛骨動静脈や深・浅腓骨神経を損傷しないように注意を払う。

- 腓骨のORIF
- 皮切：脛骨の皮切（前外側アプローチ）から行うことが可能である（図18）。困難な場合は別皮切になるが，皮切の間隔を5cm以上空け，皮切間の皮下組織の剥離を最小限に行うなどの工夫が必要である。
- 整復・固定：粉砕が強い場合は，長さや軸，回旋を間違わないように整復し，ロッキングプレートを用いて架橋プレート法で固定する。

◀Intact fibula

腓骨骨折がなく，天蓋部が距骨により突き上げられ粉砕しているタイプの骨折である（図19）。

図18 前外側アプローチからの脛骨と腓骨の内固定

a：近位・遠位に皮切を延長することにより，腓骨も脛骨の内固定も同じ皮切より可能となる

b：X線正面像

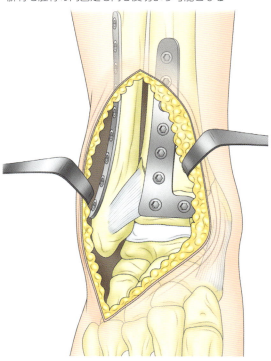
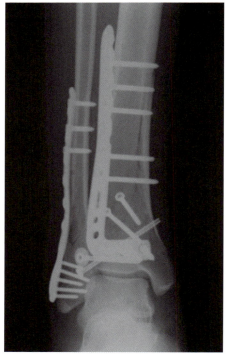

図19 Intact fibula

距骨と腓骨の関係が破綻している（矢印）

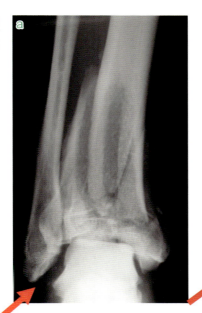
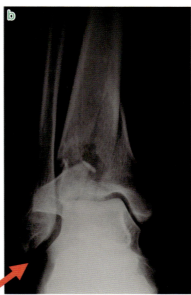

Advice
- 距骨は上方に転位しているため，腓骨と距骨を正常な位置関係に戻すことが重要であり，距骨を腓骨との関係で正常な位置まで引き下げて仮固定後行い，その距骨を鋳型として脛骨の整復・固定を行う。

- 脛骨のORIF
  - 皮切：前述の前内側アプローチや前外側アプローチ，後外側アプローチなどが用いられる。骨片の転位を押さえ込むようなプレート固定が必要である（図20）。それが可能なアプローチを選択する。もし関節骨片の整復が必要な部位が別にあれば，その直上に小切開を加え整復・固定を行う（術前CTで確認しておく）。
  - 皮下の展開～整復・骨移植・固定：先述のtension failureやcompression failureの方法と同様に行う。

Advice
- 固定後に 脛骨と腓骨および距骨の3つの骨の関係が正常であり，さらに脛骨-腓骨間の不安定性がないことを確認する。脛骨-腓骨間の不安定性がある場合は，脛腓間固定を考慮する。

図20 骨片の上方転位を押さえ込むようなプレート固定

骨片の上方転位を完全に整復し，スパイクを押さえ込むようにbuttress plateで固定する
a：X線前後像
b：MRI横断像

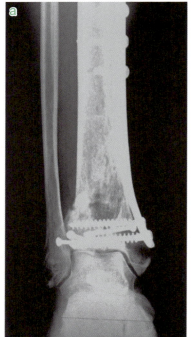
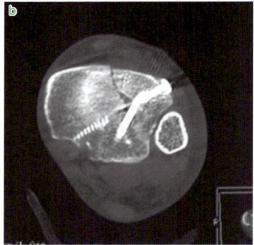

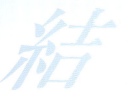

創閉鎖

創閉鎖

十分に洗浄し，血腫予防の持続吸引ドレーンを留置して層々縫合を行い，創を閉鎖する。ただし，皮膚の緊張が強く皮膚が閉鎖できない場合は，無理せず一時的にNPWTを利用し，二次的に縫合することも検討する。

ワンポイント アドバイス

- **アプローチについて（図21）**：本稿では紹介できなかったアプローチを含め，足関節には全周性に到達可能である。軟部組織の侵襲が少なく，的確に骨折部に到達でき，整復と固定を確実に行うことができるアプローチを選択することが重要である。
- 下腿骨遠位部の骨折の予後は，KellamやRuediらなどの多くの研究者が指摘しているように，受傷メカニズム，軟部組織の状態，関節面の損傷の程度，骨折の粉砕の程度などが関与するが，最も重要な因子は術者の技量である。特に，骨・軟部組織の不必要な血流阻害は重大な合併症を招くこととなる。

図21 アプローチの選択
A：前内側アプローチ
B：前外側アプローチ
D：後外側アプローチ
E：後内側アプローチ
F：内側アプローチ

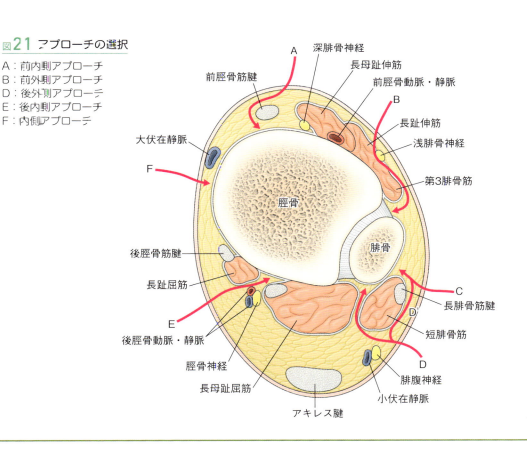

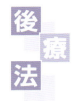
後療法

　術後，尖足予防目的でシーネ固定する。腫脹，疼痛の改善を待って，数日～1週間後より足関節可動域訓練を開始する。骨折の状態や固定性にもよるが，術後6週程度から部分荷重，12週程度で全荷重を行う。症例によっては，PTB(patellar tendon-bearing)ブレースなどの装具を使うことも考慮する。骨癒合促進のためには，LIPUS(low intensity pulsed ultra sound，低出力超音波パルス)の使用も有用である。

文献

1) Sirkin M, Sanders R, DiPasquale T, et al. A staged protocol for soft tissue management in the treatment of complex pilon fractures. J Orthop Trauma 2004；18：S32-8.
2) Cole PA, Mehrle RK, Bhandari M, et al. The pilon map: fracture lines and comminution zones in OTA/AO type 43C3 pilon fractures. J Orthop Trauma 2013；27：e152-6.
3) Howard JL, Agel J, Barei DP, et al. A prospective study evaluating incision placement and wound healing for tibial plafond fractures. J Orthop Trauma 2008；22：299-305.

髄内釘を用いた距骨体部切除併用足関節固定術

木沢記念病院整形外科　岩田直也
岐阜大学医学部整形外科　松本　和

適応病態

① 変形が高度で，軟部組織による矯正では十分な矯正が得られないと判断される場合。
② 従来の距骨摘出術や矯正骨切り術・関節制動術では手術侵襲が大きく，早期社会復帰が困難な場合。

術前シミュレーション

術前準備	●適切な髄内釘の選択，作図
手術体位	●仰臥位

皮切	●距骨頚部が確認できる十分な皮切
浅層の展開	●脛腓靱帯と前後距腓靱帯を切離
腓骨の骨切り	●腓骨遠位端から7cm近位での骨切り

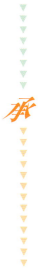

距骨の骨切りおよび距骨体部切除	●距骨頚部軸に垂直に骨切り ●ピースバイピースに距骨体部切除
変形矯正とdecortication	●脛骨天蓋部と踵骨の後距骨関節面が適合するよう徒手整復 ●接触部をdecortication
アキレス腱延長または切離	●距骨体部切除のみでは矯正できない場合に考慮

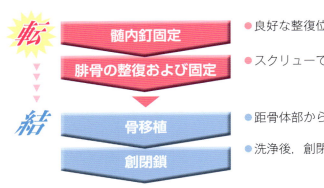

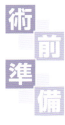

① 距骨切除に伴う短縮の程度を確認しておき，それに対して十分な腓骨の骨切除を行うようにする．腓骨の骨切除量が多く，骨切り部でのギャップが大きくなって腓骨の骨癒合が得られなくても，腓骨・脛骨間で骨癒合が得られるので問題はない．通常は2cm程度で十分である．

② 距骨を切除し，変形矯正が得られた状態を想定して作図し，髄内釘の長さおよび太さを計測しておく．

③ 解剖上の注意点としては，足部の変形が高度である場合，距骨体部しか見えない状態で骨切りを行うと，距骨が回旋変形を伴っている場合があり，誤った角度で骨切り・骨切除を行うおそれがある．そのため，展開は距骨頚部を確認できるまで十分に皮切を延長して行い，頚部軸を確認しながら骨切りする．術中透視の使用も有用である．

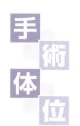

①仰臥位で行う（図1）。患肢にはターニケットを使用する。
②開始時は術者が患側に立ち，助手が健側，直介が患側の足元に立つ。透視は健側から出し入れを行う。
③髄内釘挿入時は足元に術者が立ち，患側に助手が立って患肢を保持しコントロールする。

図1 手術体位

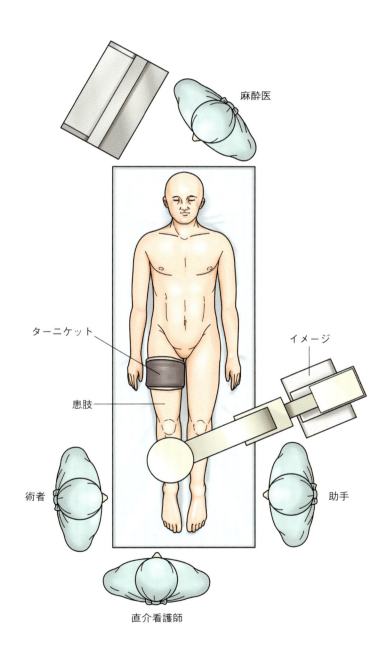

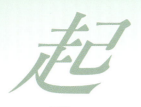

皮切〜
腓骨の骨切り

皮切

腓骨遠位端より7cm近位から皮切を開始し，腓骨直上を通り，遠位部でリスフラン関節へ向けてカーブさせ，J字状に延長する（図2）。

> **Advice**
> - 皮切は距骨頚部が確認できるまで十分に延長して展開する。
> - 足部の変形が高度な場合，距骨体部しか見えない状態で骨切りを行うと，誤った角度で骨切り・骨切除を行ってしまうおそれがある。

浅層の展開

腓骨を骨膜下に剥離して露出させ，脛腓靱帯と前後距腓靱帯を切離する。踵腓靱帯のみを残して，腓骨骨切り後に腓骨が遊離しないようにする（図3）。

腓骨の骨切り

腓骨遠位端から7cm近位で腓骨をサジタルソーにて骨切りする。さらに，2cm近位でも骨切りし，後の腓骨短縮に備える。腓骨を遠位に翻転すると，距骨体部に到達する（図4）。

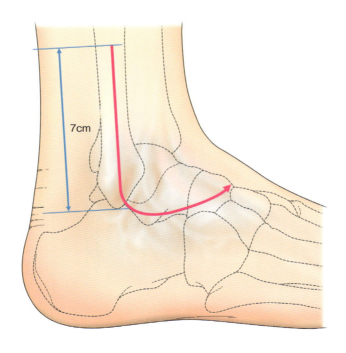

図2 皮切
腓骨遠位端より7cm近位から皮切を開始し，腓骨直上を通り，遠位部でリスフラン関節へ向けてカーブさせ，J字状に延長する

図3 浅層の展開

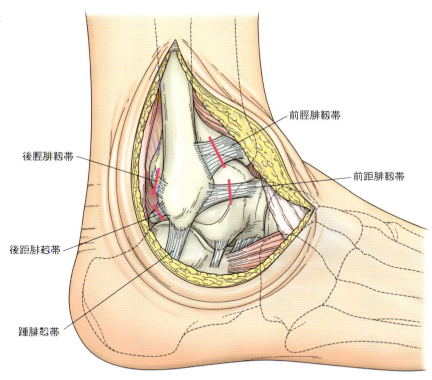

- 前脛腓靱帯
- 後脛腓靱帯
- 前距腓靱帯
- 後距腓靱帯
- 踵腓靱帯

図4 腓骨骨切り

腓骨遠位端から7cm近位で腓骨をサジタルソーにて骨切りする。さらに、2cm近位でも骨切りし、後の腓骨短縮に備える

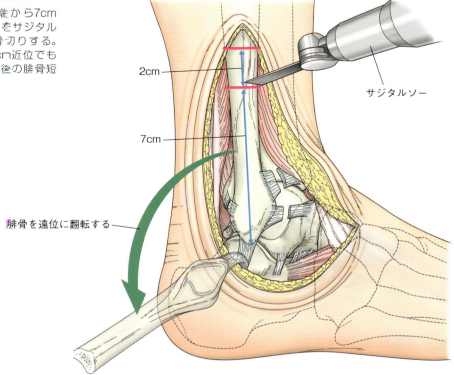

- 2cm
- 7cm
- サジタルソー
- 腓骨を遠位に翻転する

距骨の骨切りおよび距骨体部切除

距骨の骨切りおよび距骨体部切除～アキレス腱切離

脛骨遠位の関節包付着部を内側へ向かって骨膜下に剥離し，距骨頚部を明らかにした後，距骨頚部で骨切りして距骨体部を切除する．距骨の回旋変形がある場合は，透視下で距骨頚部軸へ垂直にK-wireを2本刺入し，これを指標として距骨頚部で骨切りし，距骨体部を切除する（図5a, b）．

Advice
- 距骨体部はpiece by pieceに切除する．
- 距骨は内側に三角靱帯が付着しており，外側から一塊として切除することは通常困難である．

変形矯正とdecortication

脛骨天蓋部と踵骨の後距骨関節面が適合するよう徒手整復し，接触部をdecorticationして海綿骨を露出させる（図6）．

距骨頭部が存在することで，整復時の前後方向の制動が得られる．透視下で整復位・接触面の適合性を確認し，必要であれば骨切除を追加する．整復位は，足関節背屈位にはならないよう0～10°程度の底屈位とし，軽度外旋位で内・外反は0°としている．

図5 距骨頚部軸の確認
a：距骨上面

b：距骨側面

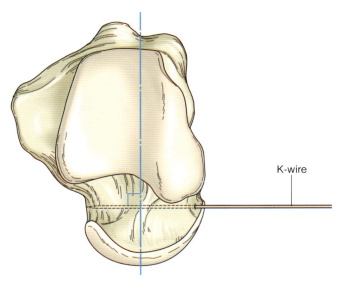
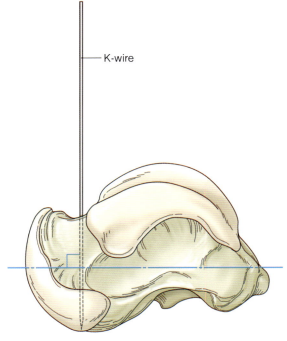

図 6 変形矯正とdecortication

脛骨天蓋部と踵骨の後距骨関節面が適合するよう徒手整復し，接触部をdecorticationして海綿骨を露出させる

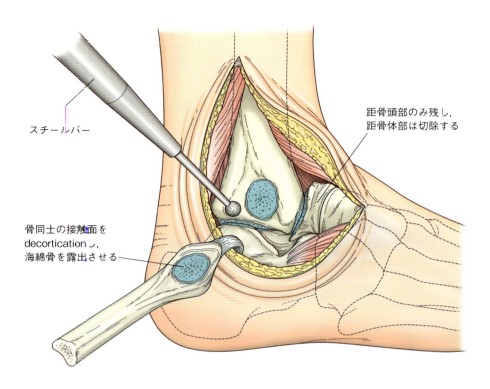

スチールバー

距骨頭部のみ残し，距骨体部は切除する

骨同士の接触面をdecorticationし，海綿骨を露出させる

Advice
- 海面骨が確実に露出するまでdecorticationを行う。
- 骨癒合を確実に得るためには，海綿骨が十分に露出していることが重要である。軟骨面をノミ，リウエルなどで切除し，軟骨下骨をスチールバーで掘削して，海綿骨を露出させる。

アキレス腱切離

　変形や拘縮が強く矯正が不十分な場合は，アキレス腱切離（または延長術）を追加で行う。同一皮切から皮下を剥離することで容易にアキレス腱まで到達可能である。

髄内釘固定

髄内釘固定〜
腓骨の整復お
よび固定

術者は足元に立ち，助手は患側に立って患肢を保持する．透視下でガイドピンの刺入位置・方向を確認する．刺入位置は距骨中心のやや外側になることが多い（図7）．

1cm程度の皮切を加えてガイドピンを挿入し，透視下に確認後，リーミングを行い（図8），足関節固定術用フィン付髄内釘®（帝人ナカシマメディカル社）を挿入する（図9）．腓骨近位に横止めスクリューを挿入する（図10）．

> **Advice**　**良好な整復位を得るために**
> - ガイドピン挿入・リーミング時に最終的な固定肢位が決定するため，良好な整復位を保持できているかを確認し，助手に指示する．また，脛骨が自重で後方に落ち込みやすいので，脛骨を前方に押し込み，距骨頭部に圧迫をかけるようにして保持する．

図7　ガイドピン刺入位置

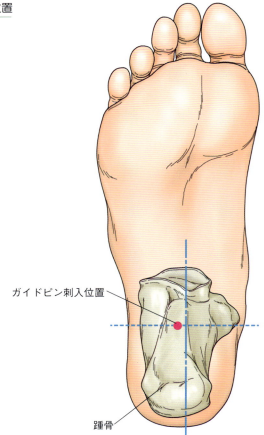

図8 リーミング

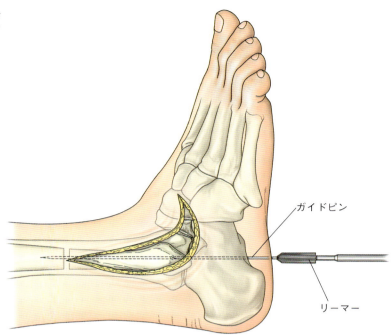

ガイドピン
リーマー

図9 髄内釘の挿入

図10 髄内釘の固定

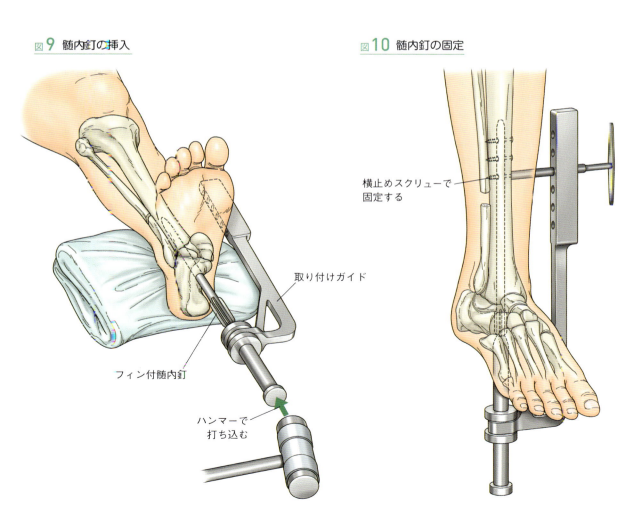

取り付けガイド
フィン付髄内釘
ハンマーで打ち込む

横止めスクリューで固定する

髄内釘を用いた距骨体部切除併用足関節固定術

腓骨の整復および固定

腓骨と脛骨の接触面にdecorticationを行い，徒手的に整復して4.0mmのCannulated Cancellous Screw®（CCS，メイラ社）を2本，腓骨から脛骨または踵骨に向けて挿入・固定する（図11）。

図11 腓骨の固定

腓骨と脛骨の接触面にdecorticationを行い，徒手的に整復して4.0mmのCCS®を2本，腓骨から脛骨または踵骨に向けて挿入・固定する

a：外側から見た図

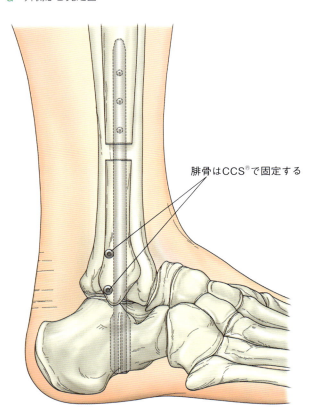

腓骨はCCS®で固定する

b：前方から見た図

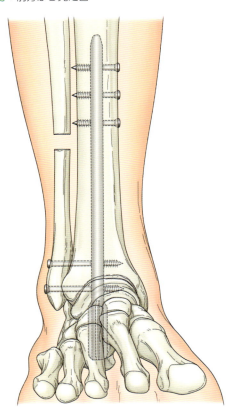

骨移植

脛骨と距骨頭部，踵骨，腓骨との接触面に，距骨体部から得た海綿骨を移植する。

創閉鎖

十分に洗浄後，層々縫合して創を閉鎖する。

ワンポイントアドバイス

- 筆者らは，足関節固定に足関節固定術用フィン付髄内釘®を使用している。本術式でフィン付き髄内釘を使用する利点は，①フィンによって回旋固定性が得られること，②早期の荷重が可能となること，③前足部の荷重では距骨頭部・踵骨間に，後足部の荷重では脛骨・踵骨間に接触部への圧迫力が加わり，骨癒合に有利に働くことであると考えている。
- 足関節固定術に距骨体部切除を併用する利点は，①距骨体部切除による短縮で変形矯正を十分に行えること ②距骨頭部温存により前後方向の安定化を得られることであると考えている。
- 距骨体部切除による患肢短縮は2cm程度で，補高にて対応可能であり，臨床上問題になることはほとんどない[1,2]。

後療法

術後3週間は短下肢ギプスシーネで固定し，免荷とする。術後4週目から短下肢装具，補高靴を装着し，全荷重開始としている。

文献

1) Itokazu M, Matsunaga T, Tanaka S. Ancle arthroplasty by excision of the talar body: subtotal talectomy. Foot Ancle Int 1994；15：191-6.

2) Lionberger DR, Bishop JO, Tullos HS. The modified Blair fusion. Foot Ankle 1982；3：60-2.

人工足関節置換術（TAA）

昭和大学医学部整形外科学講座　豊島洋一

適応病態

①変形性足関節症（osteoarthritis of the ankle；足関節OA），関節リウマチなどの関節変性疾患で，X線像上著しい関節変性を認め，隣接関節症状がなく，保存療法に抵抗し，関節痛，可動域低下のため歩行困難な病態。
②長期間の安定した成績の報告が多くないため，比較的高齢者を適応とする。

　ここでは典型的な例として，足関節OAに対するFINE® Total Ankle System（帝人ナカシマメディカル社）を用いた人工足関節置換術（total ankle arthroplasty；TAA）について述べる。

術前シミュレーション

術前準備
- テンプレートでインプラント設置位置，サイズの確認

手術体位
- 仰臥位でターニケット使用
- 術前にイメージ位置の確認をしておく

起　皮切〜関節の展開
- 足関節前方皮切，皮神経に注意
- 伸筋支帯の温存に努める
- 視野が狭い

承　骨切り
- 使用する手術機械の手順に応じて骨切りする
- 適切な骨切りのためのイメージ使用がポイント

転　インプラントの設置
- 視野が狭いため，特に脛骨後方部の設置に注意

結　創閉鎖
- 関節包の縫合は困難，インプラントを皮膚以外の軟部組織でできるだけ被覆する
- 伸筋支帯の再建が重要
- ドレーンを挿入

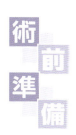

① 使用するインプラントの設置位置，サイズの確認のためテンプレートを当てる．距骨側コンポーネントから計測する．骨切り量を最小化して距骨皮質骨を残す．脛骨側の設置が近位にならないように注意する．テンプレーティングでは，下肢全長単純X線像として前後像および踵骨設置を含んだ後前像が必要となる（図1）．脛骨軸と脛骨側コンポーネントが，脛骨顆間隆起を通るようにテンプレートを設置する．

② 輸血は必要ない．

③ 手術器具としては，足関節を展開できる一般的な手術器具を準備する．なお，筆者は手外科セットを使用している．準備すると便利な器具としては，髄核鉗子，15mm幅の薄刃のノミ，ラスパトリウムが挙げられる．

Advice
- 脛骨の骨軸に沿って骨切りを行うと，側面像では脛骨遠位端の前方と後方の骨皮質の長さが違うため，術前に骨切り量を確認しておく．

図1 術前準備：単純X線像
a：前後像
脛骨顆間隆起を通る
脛骨軸
脛骨骨切り線

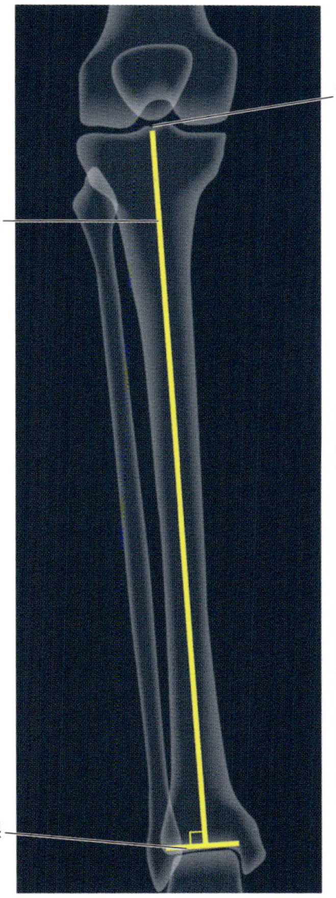

b：踵骨設置を含んだ側面像
脛骨軸
脛骨骨切り線
距骨骨切り線

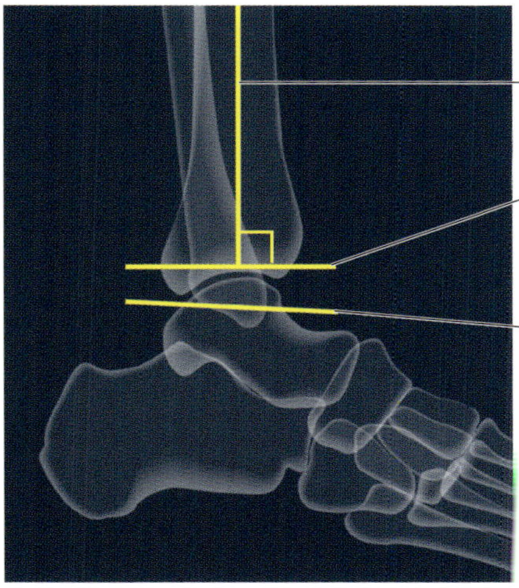

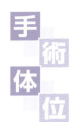

①患者を仰臥位とする(図2)。外科用イメージ(Cアーム)を手術側の患肢とは反対側から挿入して設置する。患者の体位を変更せずに前後方向と側面像が確認できることを,術前に確認する。

②大腿部にはターニケットを装着し,術中は駆血する。下肢挙上による不完全無血視野にして,血管を確認しながら手術する方法もある。

Advice
● 術前にイメージで前後左右像を見ることができることを確認しておく。

図2 手術体位

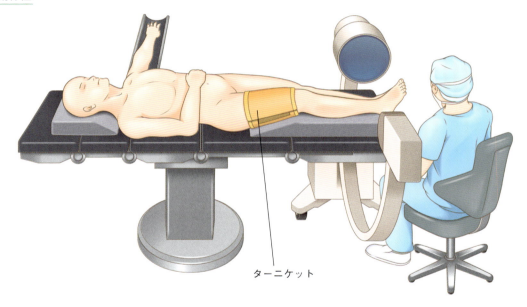

ターニケット

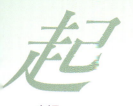

皮切～
長母趾伸筋と
前脛骨筋の展
開

皮切

①前脛骨筋をpedicleで覆うことができるような，弱角度のV字もしくは弓状皮切とする（図3a）。皮膚直下に浅腓骨神経が通るため，注意が必要である。
②伸筋支帯の確認：通常，下伸筋支帯は，解剖学の教科書に載っているほど幅は広くなく，薄い。Step cutしてマーキングし，ナイロン糸をかけておく（図3b）。反対に上伸筋支帯は厚みがありしっかりとした組織である。

長母趾伸筋と前脛骨筋の展開（図4）

①前脛骨動脈と深腓骨動脈を長母趾伸筋（extensor hallucis longus；EHL）とともに外側へ展開し，前脛骨筋（tibialis anterior；TA）を内側へ鈍的に展開する。前内果動脈を結紮もしくは凝固し，確実に止血する。
②これよりも深層には重要な組織がないため，先刃で関節包を含めて一気に縦切開する。
③ラスパトリウムで骨から骨膜ごと関節包を剥離する。

図3 皮切

a：弱角度のV字もしくは弓状皮切とする　　　b：伸筋支帯にナイロン糸をかけておく

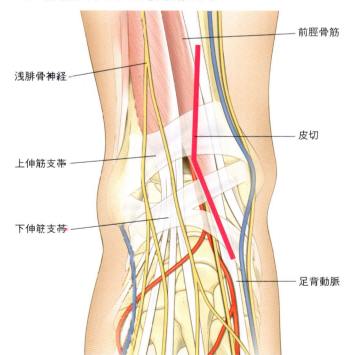
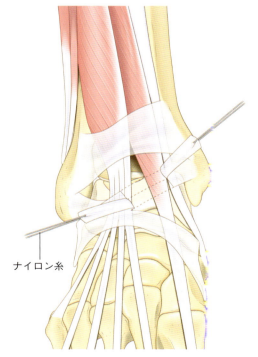

Advice
- 前方縦皮切では，wrinkle lineに直行することや，術後に創トラブル起こした場合に腱が露出することを避けるため，V字もしくは弓状切開を推奨する。
- 伸筋支帯は，実際には解剖学の教科書にあるほど幅は広くなく，また薄いため，取り扱いに注意を要する。閉創時に確認することが難しい場合があるため，ナイロン糸をかけておくとよい。
- EHLとTAの区別がつかなくなった場合は，腱の筋線維が遠位まできているほうがEHLと判断する。

図4 長母趾伸筋と前脛骨筋の展開

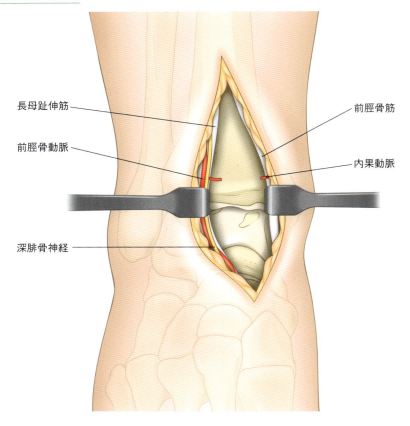

骨切り

骨切り

①脛骨遠位前方と距骨遠位の骨棘を切除する．FINE® Total Ankle Systemの所定の手順に従う（必要に応じてイメージ透視を使用する）．

②距骨カッティングガイドを使用して，荷重面に対して平行に距骨の骨切りを行う（図5a）．手上がりになりがちなため，なるべく切り上げるように骨切りする．

③距骨および脛骨のサイジング（図5b）：テンプレートを用いてイメージ下に術前計画通りに設置できるかを確認する．手術中は大きめのインプラントを選びがちになるため，術前計画と比較する．脛骨内果部の骨折を予防するため，骨量を温存する．

④脛骨の骨切り（図5c）：スプレッダー，脛骨カッティングガイド，アライメントロッドを組み合わせたものを，関節間隙に挿入する．スプレッダーを開き，関節にテンションを加えて保持する．イメージ透視下で下肢mechanical-axisに沿って骨切りできることを確認する．骨切りした後，脛骨後方はノミを用いて切除する．

⑤インプラントサイズの確認（図5d，e）：テンプレートを用いてインプラントサイズを確認する．

⑥骨切除量の確認（図5f）：スペーサーブロックとアライメントロッドを用いて，バランスとインプラント設置位置を確認する．

⑦距骨→脛骨の順に，テンプレートとラスプを組み合わせてペグ穴を作製する．脛骨側のコンポーネントは，前方の骨皮質にかかるように左右だけではなく前後幅にも気を配る．

⑧トライアル．

Advice
- デバイスのスリットとボーンソーの間に遊びがあるため注意が必要である．
- 脛骨遠位端は内・外側の幅が異なる．特に内側には神経・血管が近接して走行しており，安易にボーンソーで切り進まないようにする（図5g）．
- 脛骨側の骨切りが済んだ後，切除骨は無理に一塊で摘出しようとせず，piece by pieceでよい．特に，助手が視野を確保しようと無理をすると内果骨折を起こす．
- 脛骨側のペグ穴が後方に大きくなりやすいため，器具の抜去時には注意する．

図5 骨切り

a：距骨の骨切り

距骨カッティングガイド

骨棘

距骨は切り上げるようにして骨切りする

b：距骨および脛骨のサイジング

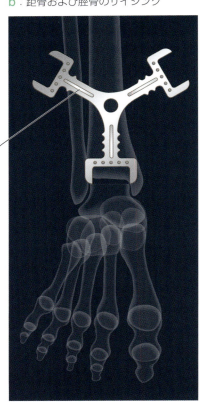

テンプレート

c：脛骨の骨切り

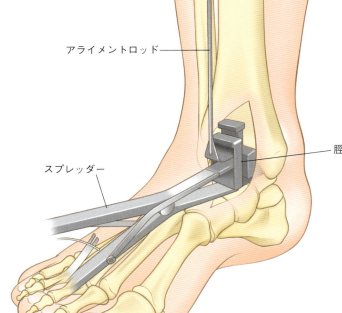

アライメントロッド

スプレッダー

脛骨カッティングガイド

d：距骨のテンプレート

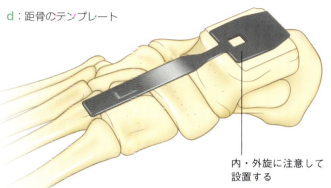

内・外旋に注意して設置する

e：脛骨のテンプレート

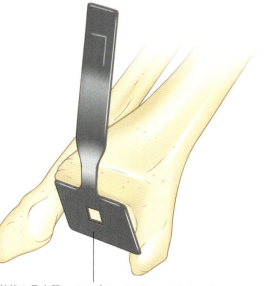

前後の骨皮質にインプラントがかかるようにする

f：スペーサーブロック

内側・外側のバランスを確認して，アライメントロッドを使用してイメージ下に設置位置を確認する

g：脛骨内側後方を走行する筋・神経・血管

脛骨内側後方には重要な血管が走行する。脛骨遠位の内外側の幅が異なるため，脛骨後方の骨切りはボーンソーを使用しないでノミを用いる

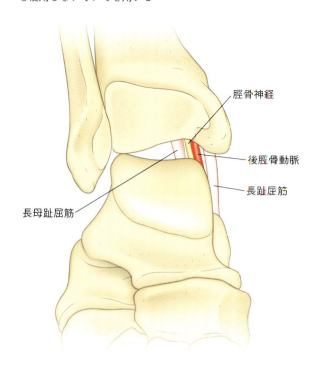

脛骨神経
後脛骨動脈
長趾屈筋
長母趾屈筋

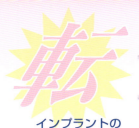

インプラントの設置

インプラントの設置

骨セメントを使用する。
①脛骨
②距骨
③インサート
脛骨ソケットトライアルを設置して，セメントが硬化したら本物を挿入する。

- コンポーネントの位置決めは慎重に：骨セメントが後方へ漏れると取るのが難しいため，後方は少なめにする。
- 脛骨側コンポーネント（図6a，b）：セメント固定用スプレッダーを用いてコンポーネントを保持するが，後方に設置しやすく，かつ側面像で後方が浮きやすい。コンポーネントを把持する道具を用いて，しっかりと圧迫する。
- 距骨側コンポーネント（図6c）：距骨の骨質が悪いと，トライアル挿入時よりも内・外旋に設置されやすいため注意する。
  トライアルインサート：漏れ出た骨セメントを除去するために，必ずトライアルを挿入する。

Advice
- 後方に残った骨セメントを除去しようと無理に視野を確保しようとすると内果骨折を起こすことがあるため注意する。

図6 インプラントの設置

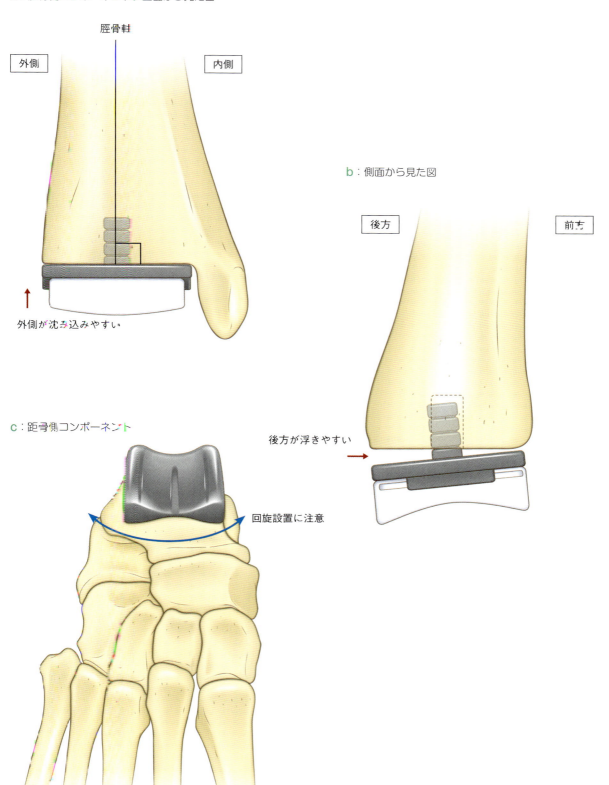

a：脛骨側コンポーネント。正面から見た図

b：側面から見た図

c：距骨側コンポーネント

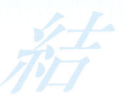

創閉鎖

創閉鎖(図7a, b)

関節包の縫合は困難なことが多い。インプラントをできるだけ被覆するよう努める。閉創での軟部組織の再建が重要なため，閉創を結としている。

◀ 関節包の修復
・一般にインプラント全体を関節包で覆うことは困難である。
・神経血管を巻き込まないように，できるだけインプラントを被覆する。

◀ ドレーンの挿入
・関節包を修復した後，10Fr(3.3mm)の溝型構造ドレーンチューブを挿入する。ドレーンは1日で抜去する。

◀ 伸筋支帯の修復
・上伸筋支帯は厚い組織であるため，再建は容易である。
・関節裂隙の開大に伴い伸筋腱がbowingを起こすため，下伸筋支帯の再建が難しいことが少なくない。必要に応じてクランク上に切開した伸筋支帯を適時延長し，縫合する。
・皮下を吸収糸，皮膚をナイロン糸にて縫合する。

図7 創閉鎖
a：伸筋支帯の修復。前方から見た図

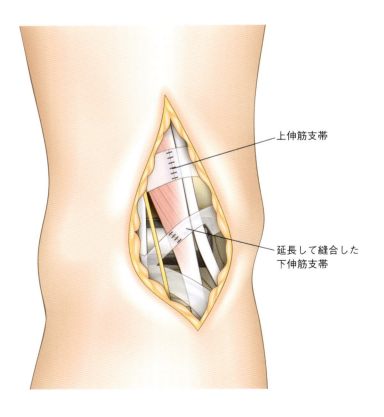

上伸筋支帯

延長して縫合した
下伸筋支帯

図7 創閉鎖（つづき）

b：内側から見た図

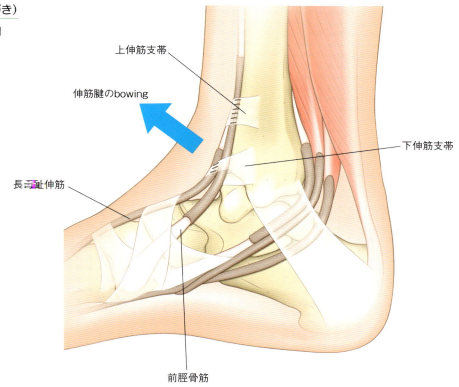

上伸筋支帯
伸筋腱のbowing
下伸筋支帯
長母趾伸筋
前脛骨筋

ワンポイントアドバイス

- 閉創時に，皮神経を縫合糸に巻き込みやすいため，注意して閉創する。

- 2週間のスプリント固定を推奨する。その間の荷重は，車椅子移乗時などのみとする。固定の目的は創部の安静であり，抜糸後，適時荷重を進めていく。
- インプラントは骨セメントを用いて固定されており，免荷の必要性は理論的にはない。軟部組織の保護を目的として，適時免荷する。

文献

1) Henricson A, Nilsson JA, Carlsson A. 10-year survival of total ankle arthroplasties. Acta Orthop 2011；82：655-9.
2) 豊島泰一. 人工足関節全置換術における合併症とその対策. 別冊整形外科 2016；69：142-6.
3) Fukui A, Tanaka Y, Inada Y, et al. Turndown retinacular flap for closure of skin fistula after total ankle replacement. Foot Ankle Int 2008；29：624-6.
4) 帝人ナカシマメディカル. FINE® Total Ankle System手術手技書類.
5) Lee KY, Lee YK, Young KW. Perioperative complication and learning curve of the Mobility Total Ankle System. Foot Ankle Int 2013；34：210-4.

距骨骨軟骨損傷に対する骨髄刺激法

帝京大学医学部医学科整形外科学講座　三木慎也，安井洋一
帝京大学医療技術学部スポーツ医療科学科　宮本　亘

適応病態

以下の条件を満たす症例が本術式の適応である。
① 変形性足関節症を伴わない距骨骨軟骨損傷である。
② 保存療法（安静，消炎鎮痛剤，リハビリテーションなど）を3カ月以上行っても足関節痛のために活動制限がある。
③ 病変最大径が11mm以下または病変面積が110mm²以下である。
④ 同病変に対して，過去に骨髄刺激法を受けていない。

術前シミュレーション

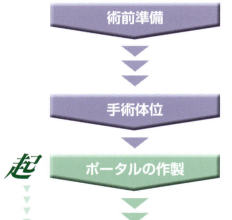

術前準備
- 画像検査（X線，CT，MRI）により病変を評価する
- 2.7mm径30°斜視鏡，3.5mm軟部組織切除用シェーバーと4.0mm骨組織切除用シェーバーを準備する
- 関節裂隙を開大する牽引器と，関節包を広げる還流システムを用意する

手術体位
- 仰臥位

起　ポータルの作製
- 医原性組織損傷を避けるために，丁寧な手術操作を行う。加えて，必ず「nick and spread」テクニックを用いる
- ポータル高位は関節裂隙中央とする。モスキート鉗子は，ポータルと病変とを結ぶ最短距離の方向に挿入する

承　関節内の鏡視，関節内病変に対する治療
- 病変と合併する関節内病変を評価するために21-points examination[1]を行う
- 滑膜炎，骨棘などの関節内病変に対して鏡視下に処置を行う

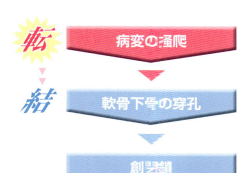

- シェーバーや鋭匙を用いて，損傷した関節軟骨と軟骨下骨を掻爬する
- Microfracture picもしくは径の細いドリル（1.4mm以下）を用いて，軟骨下骨を穿孔する
- 灌流を止めて，穿孔部からの出血を確認する
- 浅腓骨神経損傷に留意してポータルを閉鎖する
- 足関節外側靱帯損傷，腓骨筋腱損傷などの関節外病変に対しては，ポータル閉創後に各病変の治療を行う

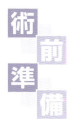

① 身体所見およびX線像から，下肢アライメント，足部・足関節の形態，変形性足関節症の有無を評価する。
② 足関節中間位で撮像したMRI像で病変の位置と大きさを計測する。病変サイズの計測は，撮像したMRI像の全条件を用いて入念に行う。また，他の関節内・外病変の有無も評価する。
③ 足関節下垂位で撮像したCT像で病変の位置と大きさを把握する。病変が脛骨関節面の中央より後方にある症例は，hindfoot ankle arthroscopyの経験が豊富な施設に紹介する。

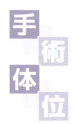

① 仰臥位とし，下腿部をレッグホルダーで保持して手術台から約20cm浮かせた状態とする（図1）。膝窩部，腓骨頭を圧迫しないように留意する。
② 骨髄刺激法ではターニケットを使用しないが，他病変に対する処置に備えて大腿部に装着しておく。
③ 患肢足部を6kgの錘で牽引して，関節裂隙を開大する[2]。

図1 手術体位

レッグホルダーで膝窩部，腓骨頭を圧迫しないように留意する。患肢足部を牽引して関節裂隙を開大し，鏡視を容易にする

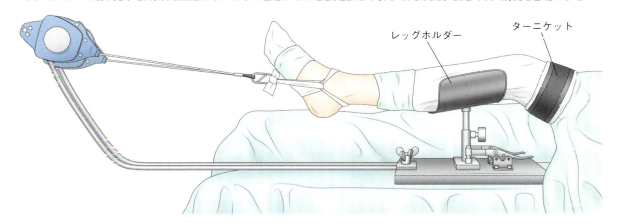

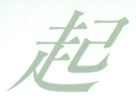

ポータルの作製

ポータルの作製　距腿関節の高位で，前脛骨筋腱の内側縁に前内側ポータルを，第3腓骨筋腱の3mm外側に前外側ポータルを作製する（図2）。

> **Advice　ポータル作製時の注意点**
> - 関節鏡と器具の挿入を容易にするため，ポータル径は8mmとする。
> - 第3腓骨筋腱の近傍に走行する浅腓骨神経に対する医原性損傷を避けるため，必ず「nick and spread」テクニックを用いる（図3）。
> - 病変へのアクセスを容易にするため，ポータル高位は関節裂隙中央とし，手術機材が最短距離で病変に届く方向にモスキート鉗子を挿入する。

図2　ポータルの作製
前脛骨筋腱の内側縁に前内側ポータルを，第3腓骨筋腱の3mm外側に前外側ポータルを作製する

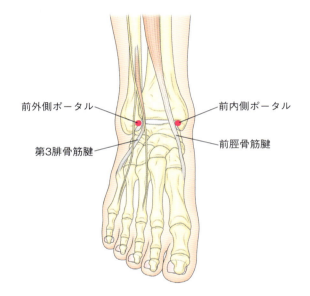

図3　皮切
皮膚のみを切開し，モスキート鉗子で皮下組織を鈍的に剥離する

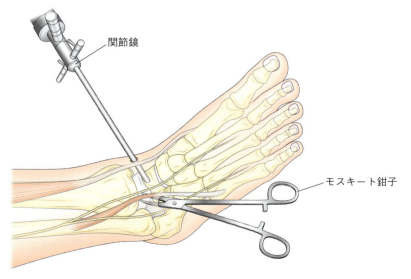

関節内の鏡視

関節内の鏡視

関節内の状態を評価するために21-points examinationを行う。灌流圧は約60mmHg，流量は1.0L/分とするが，足関節前方のワーキングスペースを拡大する際は150mmHgにする。

距骨滑車内側から鏡視を開始する。病変が距骨滑車内側にある場合は，この段階で病変の詳細な観察を行う。足関節前方では，インピンジする骨棘や滑膜がないか確認する。足関節外側では，遠位脛腓間に不安定性がないか確認する。

次に，前外側ポータルから関節鏡を挿入する。病変が距骨滑車外側にある場合は，この段階で病変の詳細な観察を行う。関節鏡を外果前方に進めると，前距腓靱帯が鏡視できる。断裂の有無，靱帯実質の線維配列を確認する。

> **Advice** 関節内鏡視時の注意点
> ● 関節軟骨損傷を避けるため，関節鏡本体は可能な限り移動させず，カメラの向きを変更することで視野を確保する。

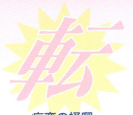

病変の掻爬

病変の掻爬

シェーバーや鋭匙を用いて，病変部の関節軟骨と軟骨下骨を掻爬する（図4a，b）。

> **Advice** **病変掻爬時の注意点**
> - 病変を容易に掻爬するには，病変と反対側のポータルから鏡視を，病変と同側のポータルから器具の挿入を行う。
> - 病変が距骨滑車の縁にある場合，病変と反対側からの鏡視では病変を十分に観察できず，掻爬が不十分になりやすい。病変と同側からも鏡視を行い，掻爬範囲を十分に確認する必要がある。

図4 病変の掻爬
必要に応じて病変と同側からも鏡視を行い，掻爬範囲を十分に確認する
a：鋭匙を用いて病変部を掻爬する

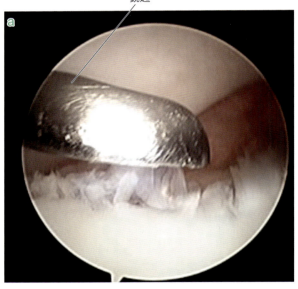

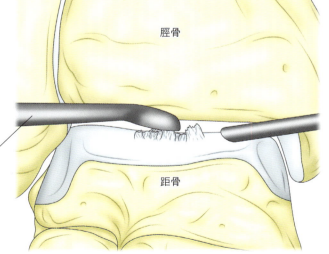

図4 病変の掻爬（つづき）

b：掻爬後

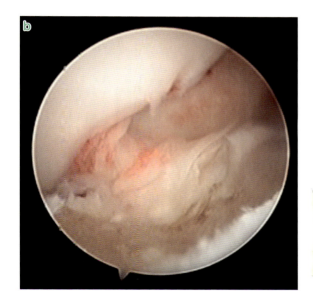
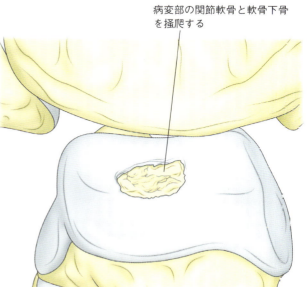

病変部の関節軟骨と軟骨下骨を掻爬する

距骨骨軟骨損傷に対する骨髄刺激法

軟骨下骨の穿孔

軟骨下骨の穿孔
〜創閉鎖

Microfracture picもしくは径の細いドリル（1.4mm以下）を用いて，病変部の軟骨下骨を穿孔する．病変の掻爬時と同様に，病変と反対側のポータルから鏡視を，病変と同側のポータルから器具の挿入を行う．

穿孔後に灌流を止め，穿孔部からの出血を確認する（図5a，b）．

Advice 軟骨下骨穿孔時の注意点
- 病変の部位によっては，軟骨下骨を穿孔できない例がある．最適な角度のpicを選択し，無理な操作で関節軟骨を損傷しないように注意する．
- ドリリングは，脛骨サイドの医原性骨軟骨損傷を起こさない病変のみに行う．

図5 軟骨下骨の穿孔
a：Picを用いて軟骨下骨を穿孔する

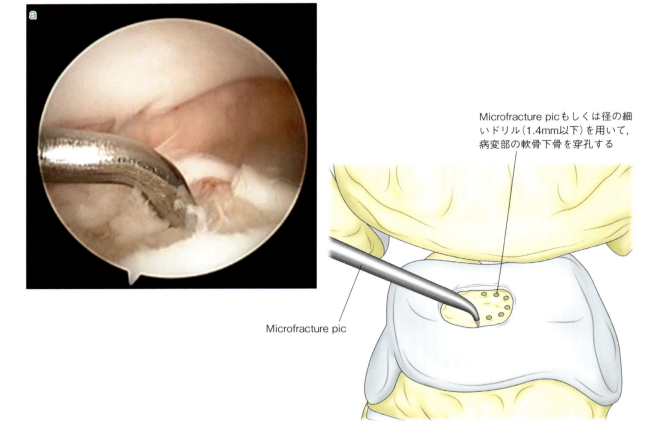

Microfracture pic

Microfracture picもしくは径の細いドリル（1.4mm以下）を用いて，病変部の軟骨下骨を穿孔する

図5 軟骨下骨の穿孔
b：穿孔部からの出血を確認する

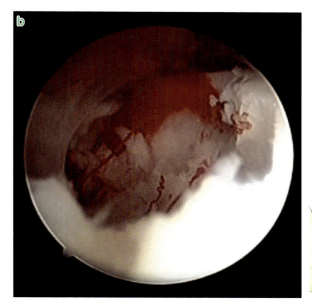
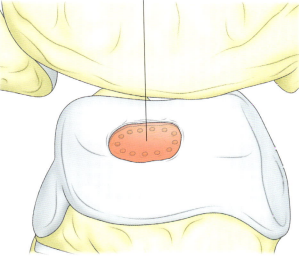

穿孔後に灌流を止め，穿孔部からの出血を確認する

創閉鎖

前外側ポータルには浅腓骨神経が近接しているため，これを巻き込まないよう注意して創を閉鎖する。

- 術翌日から足関節自動運動を開始する。
- 術後4週から患肢の部分荷重を，6週で全荷重を許可する。
- 疼痛がなければ術後12週からジョギングを許可し，術後5カ月からコンタクトスポーツの練習復帰を許可する。以降は，患部の状態と身体能力に応じてスポーツ復帰を許可する。

ワンポイント アドバイス

- **手術適応**：2015年ごろまでは，慣例的に病変の最大径が15mm以下，または病変の面積が150mm^{2}以下の症例が骨髄刺激法の適応とされていた[3]。しかし，近年のシステマティックレビューにより，病変の最大径が11mmを超える，または病変の面積が110mm^{2}を超える症例は術後成績が不良である可能性が示唆された。
- **患者への長期成績の説明**：距骨骨軟骨損傷に対する骨髄刺激法は手技が比較的簡便で，良好な短期成績を得られる手術療法である。しかし，術後2年間以降は，経時的に治療成績は悪化する[4]。この要因を検索する研究が世界中で行われているが，成績悪化を防ぐ方法は現時点で確立されていない。

文献

1) Ferkel RD, Fischer Sp. Progress in ankle arthroscopy. Clin Orthop Relat Res 1989；240：210-20.
2) Takao M, Ochi M, Shu N, et al. Bandage distraction technique for ankle arthroscopy. Foot Ankle Int 1999；20：389-91.
3) Choi WJ, Park KK, Kim BS, et al. Osteochondral lesion of talus: is there a critical defect size for poor outcome? AM J Sports Med 2009；37：1974-80.
4) Murawski CD, Kennedy JG. Operative treatment of osteochondral lesions of the talus. J Bone Joint Surg Am 2013；95：1045-54.

踵骨骨折に対する外側横皮切による整復固定術

獨協医科大学埼玉医療センター整形外科　小川真人

適応病態

①踵骨外側壁が膨隆し，体部の内反変形があり，CTによるSanders分類Ⅱ～Ⅳで後距踵関節面に骨折線が入り転位が生じている場合。

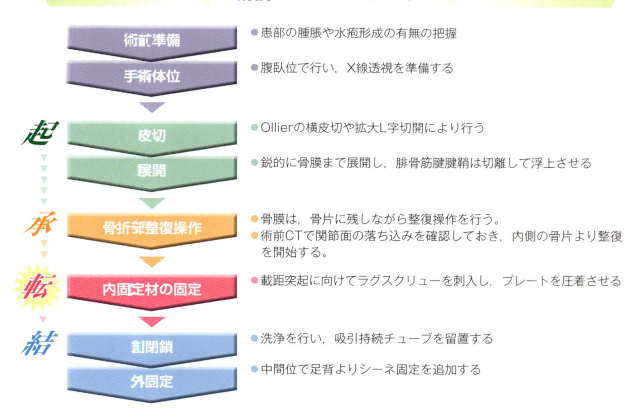

術前シミュレーション

起
- 術前準備 ● 患部の腫脹や水疱形成の有無の把握
- 手術体位 ● 腹臥位で行い，X線透視を準備する
- 皮切 ● Ollierの横皮切や拡大L字切開により行う
- 展開 ● 鋭的に骨膜まで展開し，腓骨筋腱腱鞘は切離して浮上させる

承
- 骨折部整復操作
  - ● 骨膜は，骨片に残しながら整復操作を行う。
  - ● 術前CTで関節面の落ち込みを確認しておき，内側の骨片より整復を開始する。

転
- 内固定材の固定 ● 載距突起に向けてラグスクリューを刺入し，プレートを圧着させる

結
- 創閉鎖 ● 洗浄を行い，吸引持続チューブを留置する
- 外固定 ● 中間位で足背よりシーネ固定を追加する

術前準備

　踵骨骨折は，ほとんどの症例で後距踵関節の関節内骨折を呈している。踵骨の外側皮質骨は薄く，海綿骨が主体の骨であり，血液に満たされているため，荷重線方向の力が加わると外側壁が膨隆して破裂骨折の形態をとることが多い。これらを念頭に置くことが必要である[1]。

①受傷後初診時に，必ず非観血的整復術である大本法をこころみる[2]。足関節ブロックや腰椎麻酔下で行われ，踵腓靱帯の緊張を利用して整復する合理的な方法である。患者を腹臥位にし，助手に患者の大腿を押さえてもらい，術者は両手掌で患者の踵を押さえ込む。そこで垂直方向に牽引を加えながら，踵骨の内反と外反を繰り返す(図1)。踵骨外側壁の膨隆を押さえることが可能で，さらに落ちこんだ後距踵関節の整復も可能な場合が多い。受傷早期に行うことが可能であれば，水疱形成などのコンパートメント症候群を回避でき，観血的整復固定術を数日後に施行できるが，いったん水疱形成をきたしてしまうと1～2週程度，待機しなくてはならないことが多い。

②単純X線と3D-CTは必須の画像検査である。前者は踵骨の側面，軸写，Broden撮影などが必須である(図2)。後者ではMPR(multi-planar reconstruction)像を再構築し，踵骨の前額面と水平面の2方向を確認する(図3)。3D-CT像は整復操作のイメージをつかみやすいので推奨する(図4)。単純X線によりEssex-Lopresti分類[3]を，CTからSanders分類[4]を用いて後距踵関節面の骨折形態の分類を行う。

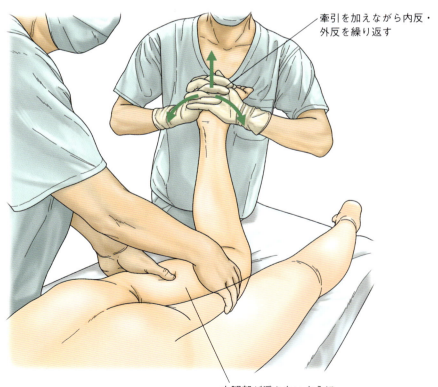

図1 大本法
患者を腹臥位にして，助手が患者の大腿を押さえる。術者は両手掌で患者の踵を挟み込み，牽引を加えながら踵骨の内反・外反を繰り返す

牽引を加えながら内反・外反を繰り返す

大腿部が浮かないように，助手が抑える

図2 踵骨関節陥凹型骨折のX線像

a：側面
b：軸写。外側壁の膨隆と横径の増大が確認できる
c：Broden撮影。後距踵関節面の落ち込みが確認できる

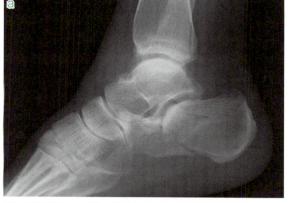
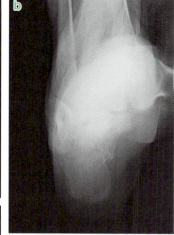
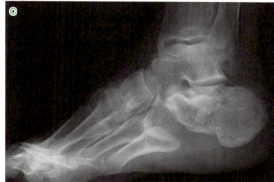

図3 踵骨骨折のCT像

CTデータからMPR像を再構築すると，後距踵関節面の詳細な情報が得られる。この症例はSanders分類IVである
a：矢状断
b：冠状断

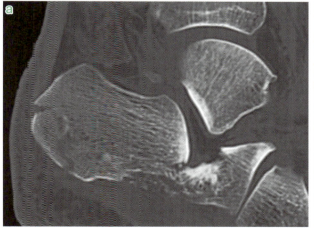
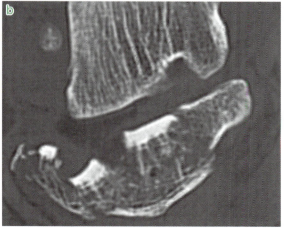

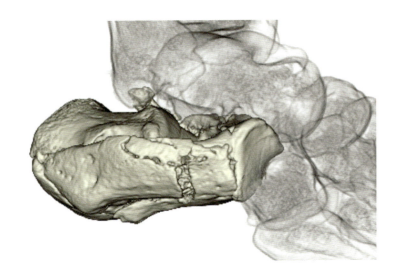

図4 踵骨骨折の3D-CT像
CTデータから3D-CT像を作製すると,整復のイメージがつかみやすくなる

①腰椎麻酔もしくは全身麻酔下に腹臥位で行う。ターニケットは大腿部で使用する。
②術者は手術台の足側に位置し,踵骨外側展開中に,内側からも展開できるようにする。
③透視装置は健側から術野に入れ,側面像と軸写像を確認できるようにする(図5)。

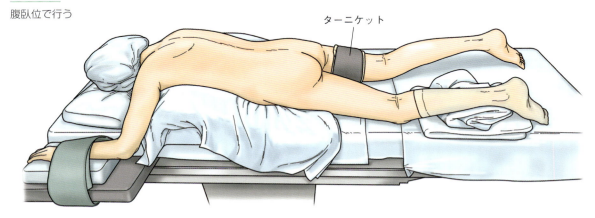

図5 体位
腹臥位で行う

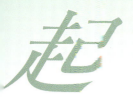

皮切〜
展開

皮切

通常，踵骨外側からの展開となるが，Ollierの横皮切，拡大L字切開などが頻用される。手術操作で大切なのは創部の大きさではなく，距骨下関節の正確な整復と創部のトラブルがないことである。ここでは，創部トラブルが少なく，距骨下関節の展開に優れたOllierの横皮切について解説する。

皮切はアキレス腱前縁から外果下端を通り，踵立方関節上方までの直線で，距骨下関節の高さで足底に平行に切開する（図6）。

Advice
- 皮切の目安は約5cmほどである。MIS（minimally invasive surgery）にこだわり小皮切で無理な展開を行うと，術後皮膚壊死をきたしやすい。

展開

皮下の静脈層が皮膚側に温存されるように，ラスパトリウムを用いて骨膜上で剝離操作を行い皮弁が薄くならないようにする。

踵骨外側壁の膨隆が残存している場合，相対的に腓腹神経は上方に挙上されて皮膚直下にあることが多いので，慎重に皮膚切開を行うことが大切である。

長短腓骨筋腱腱鞘は骨膜より切離し，外側皮質の骨膜から浮上させる。

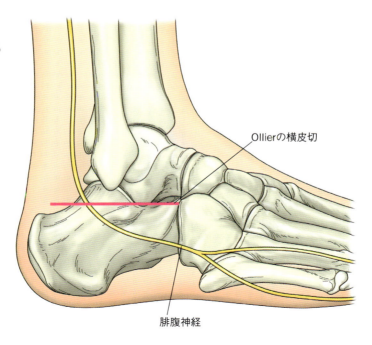

図6 皮切
腓腹神経の位置に注意する

Ollierの横皮切

腓腹神経

短趾伸筋の起始部を踵骨より解離し，踵立方関節を確認する．伸筋支帯を踵骨より解離し，足根洞と距骨下関節を展開する（図7）．

踵腓靱帯は後距踵関節の整復の際に指標となるため，骨片に付けたまま切離しないで温存する．

骨膜下に剥離すると骨片はさらに粉砕してしまうので，骨膜は必ず踵骨側に残すようにする．

> **Advice**
> ● 後距踵関節の展開は，腓骨筋腱鞘を浮上させると容易に確認できる．また，踵腓靱帯は距骨下関節運動の中心となり，後距踵関節の正確な整復の指標になるので切離せず温存するようにする．

図7 足根洞と距骨下関節の展開

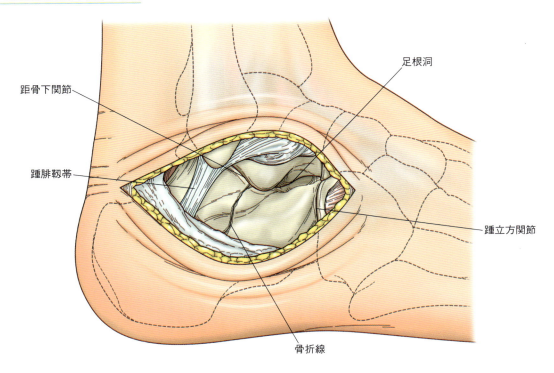

整復

◀関節陥没型

後距踵関節面の外側壁は踵骨隆起との連続性がないために，踵骨後方成分は前外側に偏位し，内反していることが多いのが特徴である．踵骨外側壁は外側に膨隆し，距骨外側突起は外側壁の内側に落ち込んでいる．そのため，後距踵関節の外側部は底屈方向へ転位しながら外側壁と後距踵関節内側部の間に落ち込んでいる．

多くの場合，載距突起を含む前方の内側骨片は強靭な骨間距踵靱帯が付着する．距骨との位置関係を保持しているため，この内側骨片を整復の起点とする．

骨折部はほとんどの例で外側壁が嵌頓し，そのままでは整復できないことが多い．骨折が内側壁まで及んでいる場合は，外側の骨折部よりエレバトリウムなどを使用して，持ち上げるようにして整復する（図8）。

外側壁から整復すると，内側の骨片の整復操作が不十分になる．後方骨片の整復を行ってから，内側の骨片の整復を外側の骨折部より行い，最後に外側の骨片の整復を行う．

それでも嵌頓が整復されなければ，内側に小切開を加えて，再度整復を試みる．これで，ほとんどの症例で整復が可能になる．

内側の骨片の整復が完了した後に外側骨片を押し込み，膨隆が消失したことを確認し，整復操作を終了する．

1.6mm径前後のK-wireを用いて仮固定し，関節面の整復状態をX線透視で十分確認し，外側よりプレートを設置する．

図8 エレバトリウムを用いた踵骨骨折の整復操作

骨折部の外側からエレバトリウムを挿入し，内部の骨片の整復を行う

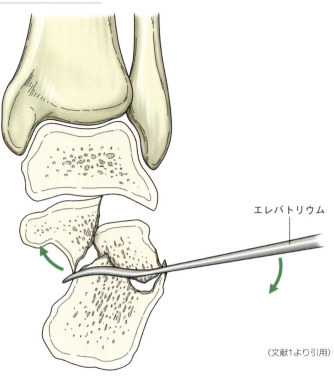

（文献1より引用）

> **Advice**
> ● 骨片の整復操作には各種エレバトリウムが有用である．カーブや大きさの異なる物を使用する．

◆舌状型

後距踵関節面の外側壁は踵骨隆起との連続性があり，外側骨片は外側に転位し，底屈方向に回転している．外側骨片にSteinmann pinを刺入し，背屈方向に回転させ整復操作を行う．

内固定

プレートの固定は，載距突起を皮膚上より触れながら，載距突起にラグスクリューを刺入してプレートを外側壁に圧着させる。外側皮質骨を内側に強力に引き寄せることが可能になる（図9）。

楔径の増大は垂直方向の荷重に骨折面は耐えられず，外側壁が膨隆し，腓骨筋腱インピンジメントの原因となる。

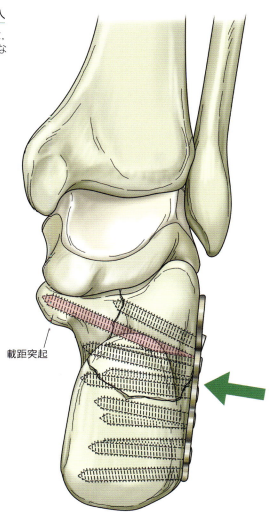

図9 載距突起へのラグスクリュー刺入
載距突起にラグスクリューを刺入すると，外側壁の膨隆を押さえ込むことが可能となる

ドレーン留置

ドレーンの留置は閉鎖式バッグタイプのものを使用する．通常，24時間以内には抜去可能である．

創閉鎖

閉創は，皮下は吸収糸の3-0モノフィラメントで縫合し，皮膚は4-0ナイロン糸できつく締めすぎないようにマットレス縫合を行う．術後10〜14日で問題なく抜糸が可能である．

後療法

術後2日ほどは中間位でシーネ固定を行い，創部からの浸出がなければ外固定を外し，足関節と距骨下関節の可動域訓練を開始している．

Graffin装具（図10）を作製して，創部が落ち着く術後2〜3週間から装着し，荷重歩行を開始する．骨癒合評価を行いながら，装具は術後約3カ月を目安に外す．

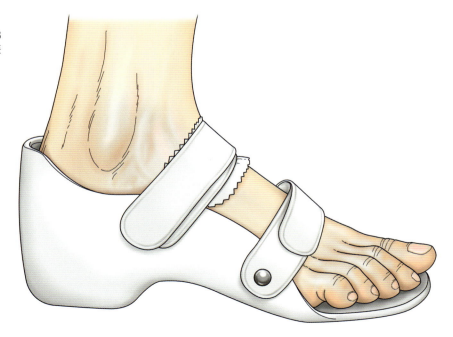

図10 Graffin装具
術後創部が落ち着く2〜3週目よりGraffin装具を装着し，歩行訓練を開始する

ワンポイントアドバイス

- 皮下展開時に腓腹神経の損傷をおそれて必要以上に剥離操作を行うと，術後皮膚トラブルの原因となるので必要最小限に留める．
- 踵骨骨折の基本は関節内の整復であり，距骨下関節を解剖学的に再建させることが大切である（図11）．
- 早期の荷重歩行に耐えうる固定を行うためには，ラグスクリューは載距突起をとらえてプレートを外側壁に圧着させ，踵骨の内反を矯正させる必要がある．

図11　再建された後距踵関節面のCT像
a：矢状断
b：冠状断

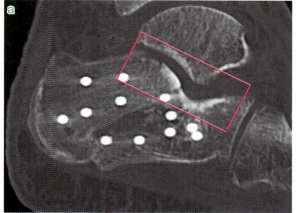
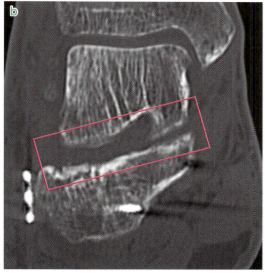

文献

1) 大関　覚. 踵骨骨折に対する手術療法. 整形外科サージカルテクニック 2012；2：299-313.
2) 大本秀行. 踵骨関節内転位骨折に対する徒手整復法 －適応と限界－. 整・災外 2012；55：337-45.
3) Essex-Lopresti P. The mechanism, reduction technique, and results in fractures of the os calcis. Br J Surg 1952；39：395-419.
4) Sanders R, Fortin P, Dipasquale T, et al. Operative treatment of 120 displaced intra-articular calcaneal fractures. Results using a prognostic computed tomography scan classification. Clin Orthop 1993；290：87-95.
5) 小川真人, 大関　覚. 外側横皮切による整復固定術. 整形外科サージカルテクニック 2016；6：523-33.

アキレス腱断裂に対する強固な腱縫合術

北里大学メディカルセンター整形外科　**成瀬康治，占部　憲**

適応病態

①新鮮アキレス腱断裂で，断裂部がアキレス腱実質部，筋腱移行部である場合。
②アキレス腱断裂陳旧例の場合。

術前シミュレーション

	術前準備	●アキレス腱断裂の正確な診断 ●裂離骨折などの合併損傷の有無
	手術体位	●腹臥位 ●膝関節は約40°屈曲位，足関節自然下垂位
起	皮膚切開～下腿筋膜までの展開	●アキレス腱内側に約6cmの縦切開 ●浅腓骨神経の損傷に十分留意する
承	下腿筋膜下の展開	●腱の断端を合わせる ●パラテノンの剥離操作は丁寧に行う
転	アキレス腱縫合	●主縫合：6 strand modified Kessler法 ●補助縫合：hemi-circumferential cross stitch法
結	下腿筋膜の縫合と創閉鎖	●皮下縫合，皮膚縫合も丁寧に愛護的に扱う

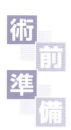

アキレス腱断裂の診断は日本整形外科学会の『アキレス腱断裂診療ガイドライン』[1]に沿って行う。すなわち，First step：医療面接(問診)，Second step：理学所見，Third step：画像検査，Forth step：鑑別診断である。詳細については同ガイドラインを参照してほしい。

高齢者ではアキレス腱付着部裂離骨折や足関節周囲骨折の合併率が高いので，画像検査で合併症の有無を必ず確認しておく。

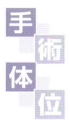

①患肢の大腿近位にエアーターニケット用駆血帯を装着した後に，患者を腹臥位にする。
②胸壁部と骨盤部の下には縦長のパッドを両側に入れ，呼吸時の胸部・腹部運動を確保する。
③膝蓋地部にはパッド，足関節の下には枕を置き，膝関節は約40°屈曲位，足関節自然下垂位とする(図1)。

図1 体位

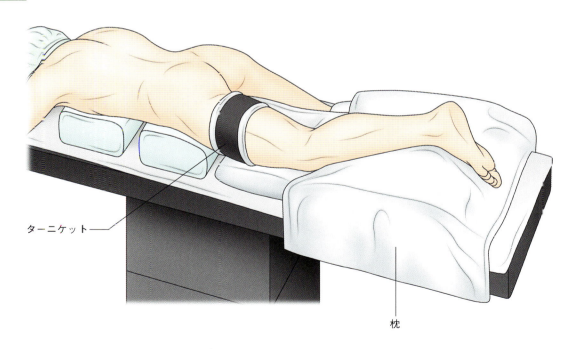

ターニケット

枕

起

皮切

皮切

断裂部を中心に，アキレス腱内側に約6cmの縦切開を行う（図2）。皮下を展開して下腿筋膜を露出する。

Advice
- 小切開にこだわらずに，手術しやすい皮切長にする。手術操作がしにくいようであれば，頭側，尾側にそれぞれ1〜2cmずつ皮切長を伸ばすと術後の皮膚トラブルの予防につながる。
- 手術創付近の皮膚組織厚は非常に薄いので，有鉤攝子の使用を控えるなどの愛護的操作に心がける。
- 皮膚から皮下組織の剥離は控え，下腿筋膜直上で内外側へ展開して下腿筋膜を露出するよう心がける（図3）。
- 外側展開時に浅腓骨神経の損傷に十分留意する。思っているよりも浅層に存在している。

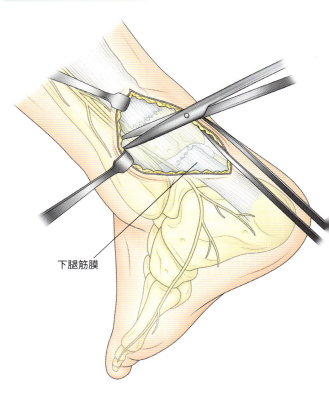

図2 皮切

図3 展開：下腿筋膜の露出

下腿筋膜下の展開

下腿筋膜を正中切開する。断裂部の血腫を除去した後，近位端を腱把持鉗子で把持する。頭側に向かって，下腿三頭筋と筋膜の癒着をエレバトリウムなどで全周性に剥離する。腓腹筋筋腹を中枢から末梢に圧搾しながら近位端を末梢に引き下げることにより，腱の断端を合わせる。頭側アキレス腱断端部が引き込まれないように，2.0mm径K-wireをアキレス腱へ刺入しておく。

アキレス腱周囲を覆うパラテノンを正中切開して，頭側および尾側へ2〜3cm剥離する。

> **Advice**
> - パラテノンは後に縫合するので，剥離操作は丁寧に行う。
> - 頭側アキレス腱断端部への2.0mm径K-wire刺入は，頭側皮切端ぎりぎりで行うと術野を十分に確保できる（図4）。

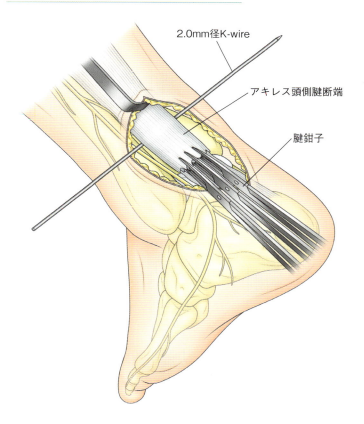

図4 頭側アキレス腱断端部へのK-wireの刺入

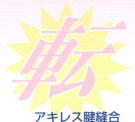

アキレス腱縫合

5号FiberWire®(Arthrex社)あるいは5号Ethibond®(Ethicon社)を用いて，主縫合として6 strand modified Kessler法を行う．アキレス腱の腹側に1本，背側の内外側に1本ずつ置き，足関節中間位で断端部を寄せるように縫合糸を締めて縫合する(図5a)．

パラテノンを可及的に戻し，腱断裂部を覆うように3-0ナイロン糸で縫合する．その後，2本の針付き3-0ナイロン糸を用いて腱の浅層のみhemi-circumferential cross stitch法を行い，補助縫合とする(図6a)．

Advice

- 針付き縫合糸を用いるとアキレス腱線維を痛めにくい．
- 針はラジオペンチなどを用いて強弯から弱弯〜直線へベンディングしておくと使いやすい．
- 縫合糸の締結具合は，頭側断端と尾側断端が触れ合う程度にする(図5b)．足底屈角度は自然下垂位を目指す．断端の重なりが多いと，術後にアキレス腱断裂部が団子状(図5c)になってしまうので注意が必要である．アキレス腱内に6本の糸が通ることになるが，すべての糸のテンションが同程度になるよう留意する．
- 6 strand modified Kessler法はgraspingではなくlockingで縫合する(図5d)．
- パラテノンはアキレス腱断端部を覆うように縫合する．
- hemi-circumferential cross stitch法はアキレス腱の全周性に糸がかかるように工夫する．内側，外側を別々に縫合するときれいに仕上がる(図6b)．

図5 6 strand modified Kessler法

a：アキレス腱の腹側に1本，背側の内外側に1本ずつ置き，足関節中間位で断端部を寄せるように縫合糸を締めて縫合する

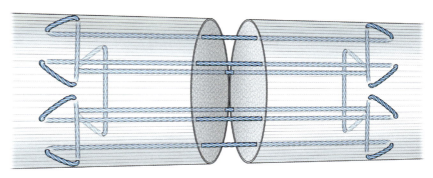

図5 6 strand modified Kessler法（つづき）

b：縫合糸の締結具合は，頭側断端と尾側断端が触れ合う程度にする
c：縫合糸締結時の断端の重なりが多いと，術後に断裂部が団子状になってしまうので注意が必要である
d：grasping（上）とlocking（下）

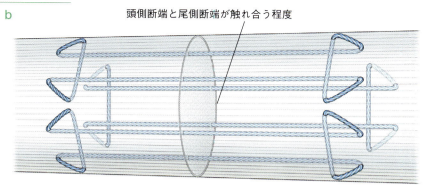

b　頭側断端と尾側断端が触れ合う程度

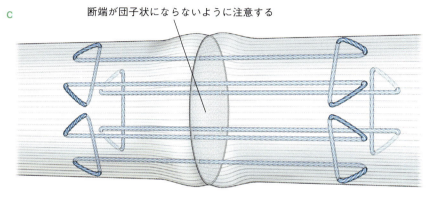

c　断端が団子状にならないように注意する

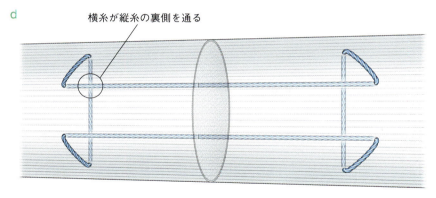

d　横糸が縦糸の裏側を通る

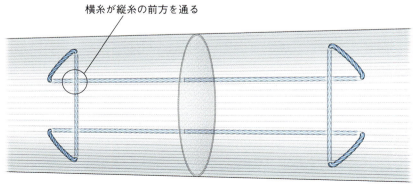

横糸が縦糸の前方を通る

アキレス腱断裂に対する強固な腱縫合術

図6 hemi-circumferential cross stitch法

a：仕上がりイメージ
b：運針

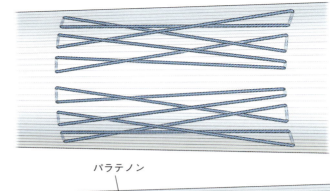
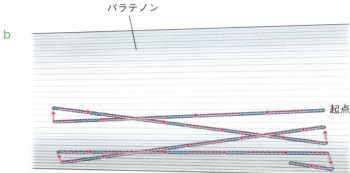

パラテノン

起点

下腿筋膜の縫合と創閉鎖

下腿筋膜，皮下組織，皮膚を縫合して手術を終了する。

Advice
- 下腿筋膜を縫合する際には，アキレス腱線維やパラテノンを巻き込まないよう留意する。
- 下腿筋膜のテンションが強い場合は，なるべく密に縫合する。
- 皮下組織厚が薄いので，皮下縫合，皮膚縫合も丁寧に行う。

後療法

術直後からギプスシーネ固定などの外固定は一切行わない。

術後1日からベッド上で自動運動による足関節可動域（range of motion；ROM）訓練を開始する。疼痛の状況に合わせて，可能であれば安全帯などを使った足関節ROM訓練も取り入れる。足関節中間位保持が可能になった時点（術後3～5日）から，手術前に採型・作製した踏み返し予防の硬性装具を装着して荷重歩行訓練を開始し（図7），階段昇降訓練が可能になった時点で退院許可とする。

術後6～8週の時点で装具を除去する。装具除去後に両足つま先立ち訓練を開始し，術後3カ月で軽度のランニングを許可する。スポーツ活動への復帰は，おおむね術後6カ月までには許可している。

図7 踏み返し予防の硬性装具

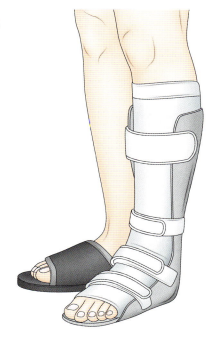

文献

1）日本整形外科学会診療ガイドライン委員会/アキレス腱断裂ガイドライン策定委員会．アキレス腱断裂診療ガイドライン．東京：南江堂；2007．

索　引

和文

あ
アキレス腱断裂 ･･････････････････････ 258
アルスロマチック ････････････････････ 139
アンギオソーマ ･･････････････････････ 204
安定型大腿骨頚部骨折 ･･･････････････ 56

い
医原性骨折 ･･････････････････････････ 15
イソジン®ドレープ ･･････････････････ 6
インサーションハンドル ･････････････ 93

え
エンド・ボタン®CL ･････････････････ 149
エンド・ボタン®ドリル ･････････････ 149
エンドスコピックドリル® ･･･････････ 149

お
オーバーテレスコーピング ･･･････････ 73
大本法 ･･････････････････････････････ 248
オキシニウム™ ･･････････････････････ 53

か
外側アプローチ（股関節） ･･･････････ 103
外側広筋 ････････････････････････････ 73
外側側副靱帯 ････････････････････････ 132
外側ポータル（膝関節） ･････････････ 139
外方開角 ････････････････････････････ 37
解剖学的二重束前十字靱帯再建術 ･････ 137
開放骨折 ････････････････････････････ 198
拡大L字切開 ････････････････････････ 251
下伸筋支帯 ･･････････････････････････ 229
下双子筋 ････････････････････････････ 47
鵞足 ･････････････････････････････ 141, 160
下腿筋膜 ････････････････････････････ 260
カナルファインダー ･････････････････ 50
カルボカイン® ･･････････････････････ 16
間欠的空気圧迫装置 ･････････････････ 83
観血的整復固定術 ････････ 4, 55, 100, 112, 127, 196
寛骨臼横靱帯 ････････････････････････ 37
関節陥没型 ･･････････････････････････ 253

陥没骨片 ････････････････････････････ 133

き
基本骨折線 ･･････････････････････････ 68
逆斜骨折 ････････････････････････････ 68
臼蓋リーミング ･･････････････････････ 37
弓状皮切 ････････････････････････････ 229
強斜骨折 ････････････････････････････ 55
距骨下関節 ･･････････････････････････ 252
距骨カッティングガイド ･････････････ 232
距骨骨切り ･･････････････････････････ 220
距骨骨軟骨損傷 ･･････････････････････ 238
距骨体部切除併用足関節固定術 ･･･････ 215
近位中前方ポータル（股関節） ･･･････ 21

く
グラフト ････････････････････････ 140, 143
グラフトマスター™ ･････････････････ 143
クロルヘキシジン ････････････････････ 6

け
脛骨近位骨切り ･･････････････････････ 176
脛骨高原骨折 ････････････････････････ 127
脛骨骨切り ･･････････････････････････ 189
脛骨トライアル ･･････････････････････ 190
経皮ワイヤーパッサー ･･･････････････ 88
ケリー鉗子 ･･････････････････････････ 90
腱縫合術 ････････････････････････････ 258

こ
高位脛骨骨切り術 ･･････････････････ 157, 169
後外側ポータル（股関節） ･･･････････ 21
光学管 ･･････････････････････････････ 24
後距踵関節 ･･････････････････････････ 252
後十字靱帯 ･･････････････････････ 144, 175
硬性装具 ････････････････････････････ 265
後壁骨折 ････････････････････････････ 4
後壁骨片 ････････････････････････････ 10
股関節鏡視下手術 ････････････････････ 16
股関節後方脱臼骨折 ･････････････････ 4
骨間距踵靱帯 ････････････････････････ 253
骨髄刺激法 ･･････････････････････････ 238

骨軟骨陥没損傷 · · · · · · · · · · · · · · · · · · · 11
骨片組み換え用中空エレバトリウム · · · · 76
骨膜下剥離 · 160
コブラ型レトラクター · · · · · · · · · · · · · · · · 48
コブラスパ · 9
コンビネーションリーマー · · · · · · · · · · · 62
コンプレッション操作 · · · · · · · · · · · · · · · · 78

さ

サークレージケーブル · · · · · · · · · · · · · · 108
サークレージポジショニングスクリュー · · 108
サーフロー®針 · 147
載距突起 · 255
サイジングゲージ · · · · · · · · · · · · · · · · · · 143
坐骨神経 · 8

し

シェークスピアライン · · · · · · · · · · · · · · 188
シザーズポジション · · · · · · · · · · · · · · · · · 83
持続的他動運動 · · · · · · · · · · · 15, 136, 180
膝蓋骨 · 115
　―骨折 · 112
　―粉砕骨折 · 122
膝蓋支帯 · 115
シャンツピン · 10
上後腸骨棘 · 7, 35
踵骨骨折 · 247
上伸筋支帯 · 229
上前腸骨棘 · 21
上双子筋 · 47
踵腓靱帯 · 252
静脈血栓症予防ストッキング · · · · · · · · 83
踵立方関節 · 252
ショートネイル · 82
人工股関節全置換術 · · · · · · · · · · · · · · · · 31
人工骨頭置換術 · 43
人工足関節置換術 · · · · · · · · · · · · · · · · · 226
人工膝関節全置換術 · · · · · · · · · · · · · · · 170
人工膝関節単顆置換術 · · · · · · · · · · · · · 182

す

髄外型 · 85

垂直荷重 · 15
髄内型 · 85
髄内釘 · 215
スーチャーアンカー · · · · · · · · · · · · · · · · 26
スーチャーマニピュレーター · · · · · · · 152
スターターリーマー · · · · · · · · · · · · · · · · 50
ステリストリップ™ · · · · · · · · · · · · · · · · · 41
ストレス撮影 · 5
スペーサーブロック · · · · · · · · · · · · · · · 177
スライディングリダクションクランプ · · 88

せ

正中縦皮切 · 173
舌状型 · 254
セメント · 194
前外側アプローチ(足関節) · · · · · · · · · 209
前外側ポータル
　―(股関節) · 20
　―(足関節) · 240
全荷重 · 156
前脛骨筋 · 229
前十字靱帯 · · · · · · · · · · · · · · 137, 175, 183
前内果動脈 · 229
前内側アプローチ(足関節) · · · · · · · · · 207
前内側縦皮切 · 173
前内側ポータル(足関節) · · · · · · · · · · · 240
前方開角 · 37
創外固定 · 199

そ

足関節固定術用フィン付髄内釘® · · · · 222
足根洞 · 252

た

大坐骨切痕 · 9
大腿筋膜張筋 · 35
大腿骨遠位骨切り · · · · · · · · · · · · · 176, 192
大腿骨外反角 · 171
大腿骨寛骨臼インピンジメント · · · · · · 16
大腿骨頚部骨切り · · · · · · · · · · · · · · · · · · 48
大腿骨頚部骨折 · · · · · · · · · · · · · · · · 43, 55
大腿骨後顆骨切り · · · · · · · · · · · · · · · · · 192

267

大腿骨ステム周囲骨折 ････････････････ 100
大腿骨転子部骨折 ･････････････････ 67, 81
大腿深動脈 ･････････････････････････ 104
大腿内側回旋動脈 ･･･････････････････････ 9
大殿筋 ･･････････････････････････････････ 7
ダブルスパイクプレート ････････････････ 150
玉付きガイドロッド ･････････････････････ 92

ち

中空リーマー ･･･････････････････････････ 90
中前方ポータル（股関節）････････････････ 21
腸脛靭帯 ･･････････････････････ 7, 35, 73
腸骨大腿靭帯 ･･････････････････････ 69, 89
長母趾伸筋 ･･･････････････････････････ 229

て

低出力超音波パルス ･･････････････････ 214
デタッチメント ･･････････････････････････ 25
デプスプローベ ･･････････････････････ 149
テンドンストリッパー ･･････････････ 141, 155
テンプレーティング ･･･････････ 32, 44, 227

と

トライアルステム ････････････････････････ 40
ドレーンクランプ法 ･･････････････････ 180

な

内側側副靭帯 ･･････････････ 140, 174, 186
内側傍膝蓋切開 ････････････････････ 186
内側ポータル（膝関節）･･･････････････ 139
内閉鎖筋 ･･････････････････････････････ 47

に・ね

二次骨折線 ････････････････････････････ 68
ネスプロン®ケーブル ････････････････ 106

は

バイクリル® ･･･････････････････････････ 111
ハイドロキシアパタイト ････････････････ 133
バイポーラカップ ･･･････････････････････ 53
薄筋 ･･････････････････････････････････ 140
バックアウト ･･･････････････････････････ 78
バットレスプレート ･･････････････････ 5, 12
バナナ骨片 ････････････････････････････ 69

パラテノン ･････････････････････････ 261
半腱様筋 ･･････････････････････････ 141

ひ

腓骨骨切り ････････････････････････ 218
膝外側角 ･････････････････････････ 157

ふ

不安定型大腿骨頚部骨折 ････････････ 57
不安定型大腿骨転子部骨折 ･･････････ 81
フェモラルヘッド ･････････････････････ 53
フレキシブルスターターリーマー ･･････ 73
プローベ ･･･････････････････････････ 24

へ

ベイパー・バルカン ･･･････････････････ 23
ベースボールグラブスーチャー ･････ 141
ペリプロステティックスクリュー ･････ 108
辺縁陥没 ････････････････････････････ 5
変形性足関節症 ･･････････････････ 226
変形性膝関節症 ･･･････････････ 157, 170

ほ

縫工筋 ････････････････････････････ 140
包層 ･････････････････････････････ 160
ボールスパイクプッシャー ･･････････････ 12
ボックスノミ ･･･････････････････････ 50
ボルシャルト ･･･････････････････････ 118

ま

マットレス縫合 ･････････････････････ 26
マルチフィラメント縫合糸 ････････････ 41

む・め・も

無名結節 ･･･････････････････････････ 69
メピバカイン ･･･････････････････････ 16
モジュラー型創外固定 ･･･････････ 199

や・よ

やぐらいらず ･･････････････････････ 200
横止めスクリュー ･･･････････････････ 80

ら

ラグスクリューガイドスリーブ ･･････････ 78

ラスピング	39, 50
ラッソループ縫合	26

り・れ・ろ

梨状筋	35, 46
レムナント	145
ローマンクランプ	88

欧文

A

ACCU-PASS® スーチャーシャトル	29
ACUFEX™ ダイレクタードリルガイド	145
Allis法	5
anterior cruciate ligament(ACL)	137, 175, 183
anterior medial strait longitudinal incision	173
anterior straight longitudinal incision	173
antero-medial(AM)バンド	143
anterolateral portal	20
arthro-pierce	26

B

Beaver® knife	23
bone hook	10
bowing	236
bowstring現象	207
Broden撮影	248
bulky dressing	168

C

cam病変	16, 28
Cannulated Cancellous Screw®(CCS)	224
carved挿入	52
center-center position	77
central compartment	23
cephalomedullary long nail法	81
clinical epicondyler axis(CEA)	171, 178
closed kinetic chain(CKC)	156
compression failure	201, 208
condylar twist angle(CTA)	171
continuous passive motion(CPM)	15, 136, 180
cortex screw	12
cross table lateral view	70, 78

D

De Mayo Knee Positioner®	172
decortication	220
denervation	7
DSP	154
Dunn view	17

E

Essex-Lopresti分類	248
Ethibond Excel®	41
Ethibond®	152, 262
extensor hallucis longus(EHL)	229

F

far anteromedial portal(膝関節)	139, 147
femoroacetabular impingement(FAI)	16
femorotibial angle(FTA)	157, 182
FiberWire®	54, 262
FINE® Total Ankle System	226
flange	163
full weight bearing(FWB)	156

G

gap balancing technique	181
Garden Alignment Index(GAI)	60
Garden分類	55
Gerdy結節	130
Graffin装具	256
grasping	262

H

Hansson Pinloc® System	56
Hansson Twin Hook System	56
hat-hook position	60
hemi-circumferential cross stitch法	262
high tibial osteotomy(HTO)	157, 169
hindfoot ankle arthroscopy	239
hollow reamer	90
hybrid technique法	170, 178

I

inside out	155
intact fibula	201, 210
intrafocal pinning	66

investing layer ················ 160

K

Kapandji法 ················· 89
Kirschner鋼線(K-wire)
　············ 12, 60, 73, 116, 133, 162, 261
Kocher-Langenbeckアプローチ ······· 7

L

LCP-DF ···················· 107
local damage control ············ 199
locking ···················· 262
low intensity pulsed ultra sound(LIPUS) ··· 214

M

marginal impaction ············ 5, 11
measured resection technique ······ 181
medial collateral ligament(MCL) ··· 140, 174, 186
medial parapatellar approach ······· 174
meniscal root ················ 176
microfracture pic ·············· 244
mid-anterior portal ············· 21
midvastas approach ············ 174
mini parapatellar approach ········ 186
minimally invasive plate osteosynthesis(MIPO)
　····················· 102, 204
minimally invasive surgery(MIS) ····· 52, 251
monoaxial plate ··············· 108
multi-planar reconstruction(MPR) ···· 248
Mワイヤー ·················· 147

N

NCB® Periprosthetic Proximal Femur Plate
　························· 107
NCB®-DF ··················· 107
nick and spread ··············· 240

O

Ollierの横皮切 ················ 251
one-cortex over reduction ········· 89
open reduction and internal fixation(ORIF)
　················ 4, 55, 100, 112, 127, 196
opener ···················· 165
opening wedge HTO ············ 157

osteoarthritis of the knee(膝OA) ····· 157, 170
osteoarthritis of the ankle(足関節OA) ··· 226
outside in ··················· 155

P

patellar clunk syndrome ·········· 175
patellar tendon-bearing(PTB)ブレース ·· 214
Payr-Magnuson法 ·············· 123
PDS® ···················· 29, 41
peripheral compartment ·········· 23
piece by piece ················ 231
Pilon骨折 ··················· 196
pincer病変 ················· 16, 25
polyaxial plate ················ 108
posterior condyler axis(PCA) ······· 171
posterior cruciate ligament(PCL) ··· 144, 175
posterior reference法 ············ 178
postero-lateral(PL)バンド ········· 143
posterolateral portal ············ 21
prepatellar bursa ··············· 115
press fit ···················· 38
pretension ·················· 143
proximal mid-anterior portal ······· 21

R

radiolucent drill ··············· 97
radiolucent line ··············· 101
Ranawatカクテル ·············· 180
resident ridge ················ 147
rim trimming ················· 25
round burr ·················· 25

S

Sanders分類 ················· 247
setting ····················· 169
Sharpey線維 ················· 122
short femoral nail(SFN)法 ········· 67
spanning external fixator ········· 199
spring hook plate ············· 5, 12
staged operation ··············· 197
stay suture ·················· 9
step cut ·················· 8, 229
straight leg raising(SLR) ·········· 169
straight挿入 ················· 52

subvastus approach ⋯⋯⋯⋯⋯⋯⋯⋯⋯ 174
superficial fascial layer ⋯⋯⋯⋯⋯⋯⋯ 174
surgical epicondyler axis(SEA) ⋯⋯⋯ 171, 178
suture relay technique ⋯⋯⋯⋯⋯⋯⋯⋯ 29

T

tension band wiring ⋯⋯⋯⋯⋯⋯ 14, 116, 120
tension failure ⋯⋯⋯⋯⋯⋯⋯⋯⋯ 201, 206
tibialis anterior(TA) ⋯⋯⋯⋯⋯⋯⋯⋯ 229
Tillaux-Chaput骨片 ⋯⋯⋯⋯⋯⋯⋯⋯⋯ 201
toe touch gait ⋯⋯⋯⋯⋯⋯⋯⋯⋯⋯⋯ 15
TomoFix™プレート ⋯⋯⋯⋯⋯⋯⋯ 158, 168
total ankle arthroplasty(TAA) ⋯⋯⋯⋯ 226
total hip arthroplasty(THA) ⋯⋯⋯⋯⋯ 31
total knee arthroplasty(TKA) ⋯⋯⋯⋯ 170
touch gait ⋯⋯⋯⋯⋯⋯⋯⋯⋯⋯⋯⋯ 136
Triathlon®PKR ⋯⋯⋯⋯⋯⋯⋯⋯⋯⋯ 183
trochanter flip osteotomy(TFO) ⋯⋯⋯⋯ 8
true lateral view ⋯⋯⋯⋯⋯⋯⋯ 70, 77, 83

U

UltraBraids® ⋯⋯⋯⋯⋯⋯⋯⋯⋯⋯⋯ 29
unicompartmental knee arthroplasty(UKA)
⋯⋯⋯⋯⋯⋯⋯⋯⋯⋯⋯⋯⋯⋯⋯ 182

V

Vancouver分類 ⋯⋯⋯⋯⋯⋯⋯⋯⋯⋯ 100
VICRYL® ⋯⋯⋯⋯⋯⋯⋯⋯⋯⋯⋯⋯ 41
Volkmann骨片 ⋯⋯⋯⋯⋯⋯⋯⋯⋯⋯ 201

W

whiteside line ⋯⋯⋯⋯⋯⋯⋯⋯⋯⋯ 178
wrinkle line ⋯⋯⋯⋯⋯⋯⋯⋯⋯⋯⋯ 230
wrinkle sign ⋯⋯⋯⋯⋯⋯⋯⋯⋯⋯⋯ 204

数字・その他

1/3円プレート ⋯⋯⋯⋯⋯⋯⋯⋯⋯⋯ 12
2 part骨折 ⋯⋯⋯⋯⋯⋯⋯⋯⋯⋯⋯ 116
21-points examination ⋯⋯⋯⋯⋯⋯⋯ 241
6 strand modified Kessler法 ⋯⋯⋯⋯⋯ 262
α角 ⋯⋯⋯⋯⋯⋯⋯⋯⋯⋯⋯⋯⋯ 17
β-TCP ⋯⋯⋯⋯⋯⋯⋯⋯ 11, 133, 158, 166

新 執刀医のためのサージカルテクニック　下肢

2018年10月10日　第1版第1刷発行
2023年10月30日　　　　　第4刷発行

■総編集　德橋泰明　とくはし　やすあき

■担当編集　齋藤　修　さいとう　しゅう

■発行者　吉田富生

■発行所　株式会社メジカルビュー社
〒162-0845 東京都新宿区市谷本村町2-30
電話　03(5228)2050(代表)
ホームページ https://www.medicalview.co.jp/

営業部　FAX 03(5228)2059
　　　　E-mail　eigyo@medicalview.co.jp

編集部　FAX 03(5228)2062
　　　　E-mail　ed@medicalview.co.jp

■印刷所　シナノ印刷株式会社

ISBN978-4-7583-1861-7 C3347

ⓒ MEDICAL VIEW, 2018. Printed in Japan

・本書に掲載された著作物の複写・複製・転載・翻訳・データベースへの取り込みおよび送信(送信可能化権を含む)・上映・譲渡に関する許諾権は，(株)メジカルビュー社が保有しています．

・ JCOPY 〈出版者著作権管理機構　委託出版物〉
本書の無断複製は著作権法上での例外を除き禁じられています．複製される場合は，そのつど事前に，出版者著作権管理機構(電話 03-5244-5088，FAX 03-5244-5089，e-mail：info@jcopy.or.jp)の許諾を得てください．

・本書をコピー，スキャン，デジタルデータ化するなどの複製を無許諾で行う行為は，著作権法上での限られた例外(「私的使用のための複製」など)を除き禁じられています．大学，病院，企業などにおいて，研究活動，診察を含み業務上使用する目的で上記の行為を行うことは私的使用には該当せず違法です．また私的使用のためであっても，代行業者等の第三者に依頼して上記の行為を行うことは違法となります．